D1865362

Gabriele Baudisch · Wulfing von Rohr
Kopf oder Bauch

Gabriele Baudisch ist Krankengymnastin und seit 1979 in ihrer eigenen Praxis in Hamburg tätig. Frau Baudisch ist verheiratet und hat zwei Kinder. Sie absolvierte zahlreiche Zusatzausbildungen und spezialisierte sich darauf, psychosomatische Zusammenhänge zwischen Menschentypen und ihren charakteristischen Krankheiten zu erforschen, wobei ihr die Erfahrungen mit einer eigenen Behinderung zugute kamen. Sie entwickelte eine ungewöhnliche Methode, die sie mit ihren kinesiologischen Techniken einsetzt. Ihr Koautor Wulfing von Rohr ist als Fernsehjournalist bekannt und hat an etlichen erfolgreichen Büchern aus dem Bereich der Naturheilkunde und alternativen Medizin mitgewirkt.

Gabriele Baudisch
mit
Wulfing von Rohr

Kopf oder Bauch

Gesundheit im Gleichgewicht

Ariston Verlag

Die Deutsche Bibliothek – CIP-Einheitsaufnahme

BAUDISCH, GABRIELE:
Kopf oder Bauch: Gesundheit im Gleichgewicht /
Gabriele Baudisch mit Wulfing von Rohr. –
Erstaufl. – Kreuzlingen; München:
Ariston Verlag, 1996
ISBN 3-7205-1905-8
NE: Rohr, Wulfing von:

© Copyright by Ariston Verlag, Kreuzlingen 1996

Alle Rechte, insbesondere des – auch auszugsweisen – Nachdrucks, der phono- und photomechanischen Reproduktion, Photokopie, Mikroverfilmung sowie der Übersetzung und jeglicher anderen Aufzeichnung und Wiedergabe durch bestehende und künftige Medien, vorbehalten.

Gestaltung des Einbandes: Egon Meichtry, Zürich
Illustration: Claus Knézy, Zürich

Satz: Holdenried, Füssen
Druck und Bindung: Wiener Verlag, Himberg bei Wien

Erstauflage: Februar 1996
Printed in Austria

ISBN 3-7205-1905-8

Inhalt

Wichtiger Hinweis

Dieses Buch dient der Information, nicht der Diagnose oder Therapie von Krankheiten. Bitte suchen Sie zur Begutachtung und Behandlung aller Beschwerden und Leiden Rat bei seriös ausgebildeten, amtlich zugelassenen und praktisch erfahrenen medizinischen Sachverständigen.

Eine Bitte um Verständnis:

Aus Gründen der besseren Lesbarkeit verwende ich in diesem Buch fast immer die gängigen männlichen Sprachformen auch dann, wenn sich der Text sowohl auf Männer wie auf Frauen bezieht. Die Leserinnen bitte ich dafür um ihr freundliches Verständnis.

Danksagung

Von Herzen danke ich meinen Eltern. Durch den ungewöhnlichen Heilungsprozeß meines Vaters und durch sein großes Vertrauen in mich wurde es erst möglich, daß ich meinen Weg zu neuen Therapieformen fand.

Ein lieber Dank an meine Familie, die mich auf meinem Weg begleitet und unterstützt.

Dank vielen Lehrerinnen und Lehrern, bei denen ich Wesentliches über die Grundlagen und die Erhaltung von Gesundheit lernen durfte.

Ein herzlicher Dank auch an meine Patientinnen und Patienten, die mir immer wieder den schier unerschöpflichen Reichtum der Möglichkeiten zu Heilung und Gesundung auf ganz individuellen Wegen offenbaren.

Gabriele Baudisch

1
Das Leben lieben: Wer lebt, leidet auch

Mein Weg zur Heilung – Eine persönliche Einführung

Als ich etwa vier Jahre alt war, gingen meine Eltern mit mir zum Orthopäden. Sie machten sich Sorgen um meine Gesundheit, weil ich mit dem rechten Fuß ein wenig, mit dem linken Fuß deutlich nach innen ging. Der Orthopäde diagnostizierte sowohl eine Bindegewebsschwäche als auch eine Muskelschwäche, die sich besonders an den Füßen zeigte. Um dem entgegenzuwirken, verordnete er Einlagen, spezielle Gymnastik und viel Bewegung.

Die Einlagen trug ich nur sehr unwillig. Ich sah keinen Sinn in einer angeblichen Gesundheitsmaßnahme, da ich keine Schmerzen hatte und mich nicht krank fühlte. Außerdem stellte ich fest: Wenn ich mich auf das Gehen richtig konzentrierte, konnte ich meine Füße problemlos geradeaus setzen. Nur wenn ich in Gedanken bei anderen Themen war, nahmen meine Füße wieder ihren eigenen Weg.

Trotz der Einlagen und der orthopädischen Gymnastik veränderte sich weder der Zustand der Muskulatur noch mein Gangbild wesentlich. Ich wurde zunehmend frustrierter, auch, weil ich mit dem vermeintlichen Gesundheitsproblem häufiger konfrontiert wurde, da außer meinen Eltern auch Schulfreunde über meine Gehweise Bemerkungen machten. Zudem spürte ich, daß meine Eltern immer besorgter wurden.

Zur Muskelschwäche der Füße gesellte sich noch ein Haltungsfehler der Wirbelsäule, ebenfalls bedingt durch eine zu schwache Muskulatur und eine zu geringe Muskelspannung. Auch dieser Haltungsfehler machte sich bei mir nicht etwa durch Schmerzen bemerkbar, sondern wurde allein durch die Diagnose des Arztes aufgedeckt. Er empfahl, die Einlagen in den Schuhen weiter zu tragen und zusätzlichen Sport auszuüben.

Sport machte ich nur allzugern, jedoch führte mein Trainingsfleiß leider nicht, wie ich erwartet hatte, auch zu besseren Leistungen in der Leichtathletik. Der Satz, »Wer sich mehr anstrengt, erreicht mehr«, schien auf mich nicht zuzutreffen.

Kurz vor dem Abitur entschloß ich mich, Sport zu studieren. Ich hatte immer noch Freude am Sport und wollte auch weiterhin etwas Konkretes zur Stärkung meiner immer noch schwachen Muskulatur tun. Aufgrund eines Unterschenkelbruchs mußte ich den Gedanken an dieses Studium jedoch aufgeben.

Während der Heilphase meines Beins traf ich das erste Mal mit einer Krankengymnastin zusammen. Sie folgte einer ärztlichen Anweisung, das aufgrund meiner langen Liegezeit steif gewordene Fußgelenk zu mobilisieren. Die ersten beiden Behandlungen waren derart schrecklich für mich, ich empfand diese Physiotherapeutin als so unsensibel, daß ich nie mehr in ihre Praxis ging. Ich fühlte mich herausgefordert, selbst eine Ausbildung in Physiotherapie zu machen und zu beweisen, »daß es besser geht«.

Die Ausbildung zur Krankengymnastin verlief ohne besondere Ereignisse. Nach der bestandenen Prüfung, für die ich unglaublich viel gelernt hatte, meinte ich, nun das Gesundheitswesen im übertragenen Sinne aus den Angeln heben zu können.

Bei einfachen Behandlungen, wie nach Knochenbrüchen, war die Therapie für mich relativ unkompliziert und begrenzt. Es machte mir Spaß, nicht zuletzt, weil sich recht bald schöne Behandlungserfolge einstellten.

Zunehmend kamen aber Menschen in die Praxis, bei denen nicht die Folgen von Frakturen zu behandeln waren. Es kamen Kinder mit Haltungsschäden. Hier gab es vermehrt nicht nur ein Symptom, sondern eine ganze Reihe, die bei der Behandlung sowohl von mir wie von den Kindern beachtet werden mußten. Da fast alle Kinder ohne Schmerzen waren und eigentlich gar nicht wußten, warum sie therapiert werden sollten, kamen sie selten richtig motiviert in die Praxis. Ich fühlte mich an meine eigene Kindheit erinnert und überlegte mir, welchen Sinn die Behandlungen in solchen Fällen haben könnten – denn ich selbst hatte immer noch »Plattfüße« und einen »Haltungsschaden« trotz aller Bemühungen der Ärzte und trotz meiner eigenen Anstrengungen.

Es kamen natürlich auch Patienten, die starke Schmerzen verspürten, und bei denen es dennoch keinen eindeutigen ärztlichen Befund gab. Teilweise wurde von den überweisenden Ärzten die Vermutung ausgesprochen, daß die Schmerzen eher psychosomatische Wirkungen der Imagination der Patienten seien. Bei diesen Behandlungen galt es oft, vieles auszuprobieren und auf das Glück zu hoffen, daß wir auf eine wirksame Therapie stießen, die die Schmerzen verschwinden ließ.

So hatte ich mir meine Arbeit als Krankengymnastin eigentlich nicht vorgestellt. Von solchen immerhin inzwischen fast alltäglichen Situationen hatte bei der Ausbildung auch kein Dozent gesprochen. In der Ausbildung gab es vielmehr für jede Erkrankung und jeden Schmerz eine genau passende Therapie.

Ich begann, intensiv darüber nachzudenken, ob das schulmedizinische Gebäude nur an einigen Ecken und Kanten zu erneuern wäre, oder ob vielleicht das Fundament gar nicht richtig gelegt worden war.

Als ich dann meine eigene Praxis für Krankengymnastik eröffnete, begann ich mich bald mit der Fußreflexzonentherapie auseinanderzusetzen. Meine Prämisse war, zu beweisen, daß diese Form der indirekten reflektorischen Therapie, bei der man über die Stimulierung von Punkten am Fuß angeblich körperliche Organe und vieles mehr behandeln konnte, nicht »funktionierte«. Der Lehrgang bei HANNE MARQUARDT kurierte mich von dieser Fehleinschätzung gründlich und ein für allemal. Seither lege ich auf diese Form der Behandlung großen Wert.

Als meinem Mann eröffnet wurde, seine Nierensteine könnten nur operativ entfernt werden, stellte ich die Fußreflexzonentherapie auf die Probe. Nach zwei Tagen intensiver Fußbehandlung gingen die Steine als Gries ab, die Nieren arbeiteten wieder besser, und die Operation konnte vermieden werden.

Die Erfahrungen bei und nach Hanne Marquardt brachten mich ein gutes Stück näher an die sogenannte Alternativmedizin und bestärkten mein am Beginn noch diffuses Ziel, Schulmedizin und Alternativmedizin zur Ganzheitsmedizin sinnvoll zu verbinden.

Bei Walter Froneberg lernte ich eine Fortentwicklung der Fußreflexzonentherapie kennen und schätzen. Froneberg bezog die Behandlung der Muskulatur und das Nervensystem über die Füße ausdrücklich ein und eröffnete so einen neuen Zugang zur unterstützenden Therapie dieser Gebiete.

Über diesen Weg fand ich einen deutlicheren Bezug zu meiner eigenen Wirbelsäule und zu den Themen und Problemen, die dort noch »anstanden«, und ließ mich häufiger selbst therapieren. Bei diesen Behandlungen passierte in kurzer Zeit so viel, daß ich den Unterschied zwischen vorher und nachher anfangs gar nicht fassen konnte.

Nach den Behandlungen nahm ich meinen Körper ganz anders wahr. Beim aufrechten Gehen stellte sich eine vorher nicht gekannte Leichtigkeit ein, und für einige Zeit spürte ich deutlich, wie ich meine Füße setzte, sogar, wenn ich an andere Dinge dachte. Leider war es mir aber nicht lange möglich, diesen Zustand zu halten. Nach einer gewissen Zeit rutschte ich, ohne es richtig zu merken, wieder in das alte Gangbild zurück.

Als Therapeutin habe ich mit der manuellen Neurotherapie sehr überzeugende eigene Erfahrungen gewinnen dürfen. Patienten kamen, deren ärztlicher Befund besagte, daß die verordnete physiotherapeutische Behandlung bestenfalls zu einer Linderung der Schmerzen führen könne. Im Verlauf oft nur weniger Behandlungen verschwanden die Schmerzen jedoch häufig völlig, und die Patienten äußerten, daß sie ein ganz neues Körpergefühl erlangt hätten. Meine Zweifel an der üblichen, rein mechanisch-materialistisch ausgerichteten Schulmedizin wurden dadurch nicht geringer.

Die ersten Forschungsergebnisse über die Funktion und Wirkung der beiden Gehirnhälften faszinierten mich. Ich beschäftigte mich zu der Zeit auch mit Kinesiologie. Kinesiologie ist ein System oder eine Methode, um über Muskeltests und Muskelbalance das Gleichgewicht des Menschen wiederherzustellen.

Bei den kinesiologischen Muskeltests interessierte mich die Frage, ob, wann und wie die Dominanz der linken oder rechten Gehirnhälfte beziehungsweise ihr ausgewogenes Zusammenspiel eine Rolle spielte. Und umgekehrt: Ließen die Ergebnisse der kinesiologischen Tests einen Rückschluß darauf zu, welche Gehirnhälfte beim Patienten aktiver war? Bei den Tests wurde festgestellt, daß meine linke Gehirnhälfte aktiver arbeitete und wirkte als meine rechte.

Übungen zur Wiedererlangung des Gleichgewichts, wie sie in der Kinesiologie gelehrt werden, führten anfänglich dazu, daß ich mich ausgezeichnet fühlte – wie bereits nach der Behandlung mit der manuellen Neurotherapie auch.

Ich setzte die kinesiologischen Testmethoden und die daraus abgeleiteten Übungen ab sofort in meiner Praxis ein. Die Patienten waren genauso begeistert wie ich selbst.

Nach einigen Monaten, in denen ich regelmäßig die zunächst so wohltuenden Übungen durchgeführt hatte, stellte ich fest, daß ich mich paradoxerweise zusehends unwohler fühlte. Ich meinte, immer mehr aus meinem relativen Gleichgewicht zu geraten. Die Frage beschäftigte mich: »Wieso fühle ich mich am Anfang einer neuen Therapie großartig, und warum schlägt die Wirkung nach einer bestimmten Zeit immer wieder um?«

Über Nacht kam mir die Idee, mit zwei Waagen zu experimentieren und herauszufinden, ob sich mein so deutlich empfundenes inneres Gleichgewicht vielleicht auch äußerlich niederschlagen würde: durch deutliche Gewichtsunterschiede der beiden Körperhälften.

Ich kaufte zwei Waagen, stellte sie nebeneinander auf und mußte feststellen, daß ich mich überhaupt nicht im Gleichgewicht befand. Ich nahm die Messung so vor, wie sie ab Seite 64 beschrieben ist – die rechte Waage zeigte rund fünf Kilogramm mehr Gewicht an als die linke.

Daraufhin hörte ich mit den Übungen, die ins Gleichgewicht führen sollten, auf. Ich fühlte mich besser – und beim Test mit den beiden Waagen näherten sich die Gewichtswerte links und rechts einander mehr an.

Ich benötigte einige Zeit, bis ich eine mögliche Erklärung fand, die mir einleuchtete. Mir schien das innere Gleichgewicht wichtiger zu sein als das äußere. Alle Therapieformen, die ich bis dahin kennengelernt hatte, verfolgten jedoch den Ansatz, den Patienten in ein äußeres Gleichgewicht zu bringen.

Ich gewann eine neue Einstellung zu mir selbst. Ich erkannte, daß es in Ordnung ist, daß ich so bin, wie ich bin. Auch die Tatsache, daß meine linke Gehirnhälfte aktiver war, daß ich eine bestimmte innere und äußere Haltung innehatte, selbst den Umstand, daß ich nicht im optimalen Gleichgewicht war – konnte ich annehmen. Ich nahm mir vor, mich durch nichts und niemanden mehr manipulieren oder zu Veränderungen anregen zu lassen, die sich für mich selbst nicht richtig anfühlten. Das hatte übrigens nichts mit einem etwaigen Unwillen zum Wandel zu tun, sondern vielmehr mit der Erkenntnis, daß nicht alles »schlecht« oder »ungesund« oder gar »krank« ist, was einem bestimmten Idealbild nicht völlig entspricht.

Auch die Behandlung meiner Patienten veränderte sich tiefgreifend. Die Veränderung betraf allerdings mehr meine eigene Einstellung zu den Patienten als die physiotherapeutischen Techniken. Ich ging jetzt davon aus, daß sich auch meine Patienten bereits in dem ihnen möglichen optimalen Gleichgewicht befanden, selbst wenn ihre psychosomatischen Symptome das Gegenteil zu beweisen schienen. Ich schaute nun nicht mehr nur auf die Linderung der Symptome, auf die Stärkung von Muskeln nach einem Bruch oder die Wiedergewinnung der Flexibilität überdehnter Sehnen, sondern suchte – gemeinsam mit den Patienten – nach den Ursachen und nach dem Sinn.

Wenn wir an die Ursache und den Sinn des Unfalls oder der Krankheit und ihrer Folgeleiden herankamen, besserten sich die Symptome sozusagen wie von selbst.

Um die Ursachen zu finden und passende Therapieformen auszuwählen, benutzte ich weiterhin kinesiologische Muskeltests. Ich bezog außerdem einige zusätzliche Therapieformen mit ein, die es mir noch besser ermöglichten, dem Patienten zu helfen, mehr in sein eigenes inneres Gleichgewicht zu kommen. Oft behindert nämlich ein instabiles inneres Gleichgewicht die Fähigkeit, Energie aufzunehmen, zu speichern und einzusetzen. Obwohl der Patient dann vielleicht die Ursache seiner Beschwerden erkannt hat, vermag er aufgrund mangelnder Energie nicht zu handeln und entsprechende Veränderungen vorzunehmen.

Vorher und nachher stellte ich die Patienten auf die beiden Waagen, und wir konnten registrieren, ob und inwieweit sie auch nach dieser Bewertungsmethode zunehmend ins Gleichgewicht gelangten.

Zwei Haupttypen konnte ich erkennen, den Bauchmenschen und den Kopfmenschen, sowie einen – seltenen – Typus dazwischen, den Herzmenschen. Die Bauchmenschen lebten mehr aus dem Gefühl, die Kopfmenschen eher aus dem Verstand heraus.

Bei den Bauchmenschen gab es Phasen, in denen das Ungleichgewicht größer wurde. Diesen vermeintlichen Rückschlag konnte ich mir später damit erklären, daß der Bauchmensch über ein größeres Selbstwertgefühl verfügt und deshalb nur das akzeptiert, was für ihn persönlich gut und annehmbar scheint – damit erhält die Gefühlsseite jedoch noch mehr Übergewicht!

Mit den wachsenden Praxiserfahrungen durch die neue Wiegemethode ging die genauere Unterscheidung und Typisierung der beiden Haupttypen einher. Weitere Hilfstests kamen hinzu: Wie verändert sich das innere und äußere Gleichgewicht eines Menschen im Verlauf von Genesung, bei Vertiefung einer Beziehung oder durch eine neue Arbeitsstelle? Welche Auswirkungen hat es, wenn er ein Schlafmittel einsteckt (noch nicht einmal einnimmt) oder an bestimmte Personen denkt?

Ich entdeckte, daß in diesem Zugang zum Menschen und seinen Lebenserfahrungen und Verhaltensmustern, zu den Grundlagen für sein Wohlbefinden und den typischen Abläufen seiner Krankheiten und Leiden, ein ungeheures Erkenntnispotential vorhanden war.

Das Verständnis dieser Zusammenhänge der dominanten Steuerung unseres Lebens durch die eine oder die andere Gehirnhälfte und die verblüffend genaue und einfache Technik, dies mit dem Waagentest herauszufinden, erlauben vielen Menschen, sich selbst und andere besser kennenzulernen und zu verstehen. Damit können sie sich selbst und andere endlich so einschätzen und annehmen, wie sie sind.

Es führt zum Gefühl einer unendlichen Befreiung, weil alte Erwartungshaltungen, Zwänge und »Masken« abgelegt werden können. Dann wird Heilung auf allen Ebenen – von der körperlichen bis zur seelischen – erst wirklich möglich.

Ein Wort der »Warnung«: Die Erkenntnis und die vorbehaltlose Annahme dessen, wer und was man ist, können drastische Veränderungen auslösen. Sie gewinnen eine ungeahnte neue Kraft und mehr Selbstvertrauen. Sie können mit Ihren eigenen Schwächen und Ungereimtheiten besser umgehen, und es macht Ihnen dann weniger aus, wenn Sie nicht immer in sich ruhen oder im Gleichgewicht sind. Durch die Annahme Ihrer selbst nutzen Sie Ihr Potential, das durch bisherige Ängste blockiert war. Es ist ein interessantes scheinbares Paradox: Gerade die Akzeptanz von Schwächen führt zur Stärkung der Persönlichkeit.

All diese positiven Veränderungen beunruhigen oder verstören aber oft unsere nähere Umgebung – sei es in der Beziehung, in der Familie, unter Freunden oder im Beruf. Es kann sein, daß Sie selbst und Ihre

Mitmenschen das Interesse aneinander verlieren, weil Sie sich weniger zu sagen haben. Oder ein Mensch in Ihrem Umfeld fühlt sich durch Ihren Bewußtseinswandel in seinem eigenen Selbstbild in Frage gestellt.

Dem Kopfmenschen empfehle ich, sich möglichst wenig irritieren zu lassen und den einmal eingeschlagenen Kurs auf jeden Fall beizubehalten. Beobachten Sie genau, wie Ihre Umgebung auf Sie reagiert, stellen Sie den Wert der Reaktionen durchaus in Frage, und suchen Sie auf jeden Fall das klärende Gespräch. Mir sollte zum Beispiel seit früher Kindheit eingeredet werden, daß ich ein Gefühlstyp sei. Das wurde mit meiner angeblichen Empfindlichkeit begründet. Ich wußte zwar die ganzen Jahre hindurch, daß ich eigentlich eher ein Verstandesmensch bin, brauchte aber lange Zeit, um mir selbst das auch bewußt zuzubilligen und es gegenüber der Umwelt zu vertreten.

Dem Bauchmenschen rate ich, Reaktionen seiner Umwelt auf jeden Fall ernst zu nehmen und gewissenhaft zu überprüfen. Sonst gerät er leicht in die Versuchung, seine Umgebung zu »überfahren«.

Dieses kleine Buch entstand, weil ich die wesentlichen Einsichten aus dem Schatz der bisherigen Praxiserfahrungen mit anderen Menschen teilen möchte. Ich würde mich freuen, wenn Sie etwas mitnähmen, das Ihnen in Ihrem Leben, auf Ihrem Weg sowie bei der Erhaltung und Wiedergewinnung Ihrer Gesundheit helfen kann.

2
Im Interesse des Menschen: Grundzüge einer Synthese von Erfahrungsheilkunde und wissenschaftlicher Medizin

Wir leben in einer Zeit des technischen Fortschritts, der auch den großen Bereich der Medizin, der Diagnose und Behandlung von Krankheiten und der Vorsorge für die Erhaltung von Gesundheit erfaßt hat.

Positive Aspekte dieses Fortschritts hin zur wissenschaftlich-experimentell begründeten Medizin sind zum Beispiel die Erforschung der Funktionsweisen von Krankheitserregern wie Bakterien und Viren, die Entwicklung neuer Diagnosetechniken wie Röntgen- und Ultraschallaufnahmen, die Entdeckung wirksamer Arzneimittel wie Penizillin und Schmerzmittel sowie die Anwendung neuer Operationstechniken wie das Einsetzen künstlicher Gliedmaßen oder Organverpflanzungen.

Typische negative Stichwörter sind Medikamentenmißbrauch, Apparatemedizin, Ärzte ohne Zeit für den Menschen, Krankenhäuser ohne Herz, aber voller Geräte, und so fort.

Mißstände im staatlich und gesellschaftlich kontrollierten Gesundheitswesen sind ebenfalls offensichtlich. Die sogenannte Kostenexplosion ist ja erfolgt, weil ziemlich wahllos immer mehr Maschinen eingesetzt, immer teurere Medikamente in oft zu hohen Dosen verschrieben wurden, weil die Patienten das Gesundheitssystem als Selbstbedienungsladen mißverstanden, weil regelmäßige Kuren auf Staats- und Gemeinschaftskosten zum guten Ton gehörten und weil zu viele Menschen sich einfach der Verantwortung verweigerten, sich selbst bewußt um die Erhaltung ihrer Gesundheit zu kümmern.

Die Tatsache, daß wir von Krankenversicherung und Krankenhaus sprechen, von Krankenpflegern und Krankengeld, zeigt, wes Geistes Kind wir sind. Warum stehen nicht Gesundheit, Gesundheitsvorsorge, Gesundheitsversicherung und so fort auch im geistigen Mittelpunkt?

All das kann jedoch nicht heißen, die sogenannte Schulmedizin und unser Gesundheitswesen in Bausch und Bogen abzulehnen oder gar zu verdammen. Da würden wir nur das Kind mit dem Bade ausschütten.

Das, was heutzutage als Naturheilkunde, Alternativmedizin, Erfahrungsheilkunde oder ähnliches bezeichnet wird, war die Medizin vieler Jahrtausende und ist auch heute noch für die Mehrzahl der Weltbevölkerung die übliche Form der Gesundheitsvorsorge und der Krankheitsbehandlung.

Ayurveda, die »Wissenschaft vom Leben«, ist die alte indische Medizin, die bereits vor vielen Tausenden von Jahren in ihren Grundzügen systematisiert und schriftlich niedergelegt wurde. Akupunktur und Akupressur entstanden im alten China, lange bevor es eine »westliche« Medizin gab, und sie haben auch heute noch ihren Wert. Phytotherapie oder Pflanzenheilkunde gibt es in verschiedenen Formen in allen Kulturen seit Menschengedenken. Diese Heilkunde macht sich die Kräfte der Natur zunutze, so, wie sie im Verlauf der Zeit immer besser als nützlich für die Gesundheit erkannt wurden.

Homöopathie, Kneippkuren, Zellsalztherapie, Fußreflexzonentherapie, Chiropraktik, Physiotherapie, Alta-

Major-Therapie und zahlreiche andere Heilweisen haben sich in den letzten ein- bis zweihundert Jahren entwickelt. Vielen Menschen konnte dadurch geholfen werden.

Daß es auch im Bereich der Naturheilkunde Scharlatane, Betrüger und Versager gibt, ist kein Argument gegen diese Art von Medizin. Die wachsende Unzufriedenheit mit allzu materialistischen Medizinpraktiken sollte uns vielmehr dazu anregen, bessere und umfassendere Ausbildung, Prüfung und Fortbildung der Behandler zu verlangen, die auf diesem Gebiet tätig sind. Aber selbst die beste Naturheilkunde kann natürlich nicht beanspruchen, in jedem Fall alles Heil allein zu bringen.

Erst ein ausgewogenes Miteinander von wissenschaftlich-experimenteller Medizin und naturheilkundlicher Erfahrungsmedizin nützt dem Menschen und seiner Gesundheit wirklich. Dafür müssen jedoch auch die gesellschaftspolitischen Weichen gestellt werden. Dazu gehört, daß »alternative« Heilberufe einer Ausbildungspflicht in so grundlegenden Fächern wie Anatomie, Physiologie und Pathologie unterzogen werden und daß in Heilpraktikerprüfungen endlich auch die fachliche Qualifikation nachgewiesen werden muß und nicht nur die Gesetzeskenntnis dessen, was Heilpraktiker nicht behandeln dürfen.

Allerdings müßte sich dann der Staat, also die von uns gewählten Politiker/innen (die bekanntlich überwiegend ohnehin auch zu Naturheilkundigen gehen, wenn es sich um ihre eigene Gesundheit handelt), dazu durchringen, seriösen Heilpraktikerschulen die staatliche Anerkennung zu geben und zuzulassen, daß Ärzte und Heilpraktiker in Gemeinschaftspraxen zusammenarbeiten (was bislang leider offiziell verboten ist). Krankengymnasten, Fußreflexzonentherapeuten und andere Behandler/innen, die solide Ausbildungen genossen haben, jedoch keinen Arzttitel tragen, müßten auch ohne ärztliche Überweisung die Möglichkeit haben, ihre Praxen mit Abrechnung durch die Kassen zu führen.

Auch das System der Krankenkassenabrechnungen mit ihren vorgegebenen Kategorien, nach denen, wenn schon nicht behandelt, so doch zumindest abgerechnet werden muß, führt dazu, daß sich der Arzt an ziemlich feste Vorschriften und Therapieprogramme halten muß. Damit werden neue Wege zur Heilung oft verbaut. In der Konsequenz bedeutet das nämlich, daß sich der Patient »Teilheilung« in einem System holen muß, das »Ganzheilung« (noch) nicht zuläßt.

Die meisten Ärzte haben ihren Beruf gewählt, weil sie Menschen helfen und heilen wollen. Nach kurzer Zeit finden sie sich oft als eine Schaltstelle zwischen Krankenkassen und Patienten wieder, die auch nach rein ökonomischen Prinzipien funktionieren muß. Geld und Heilung geraten dann häufig und zwangsläufig in Widersprüche, die kaum lösbar sind.

Eine echte Synthese zwischen Erfahrungsheilkunde einerseits und Schulmedizin andererseits, also die Begründung einer tatsächlichen Ganzheitsmedizin, wird erst dann möglich, wenn

- die Standesorganisationen zulassen und fördern, daß sich Heilkundige und Behandler aller Richtungen untereinander offiziell und öffentlich austauschen dürfen;
- die staatlichen Stellen genehmigen, daß Therapeuten unterschiedlicher Herkunft in Gemeinschaftspraxen zusammenarbeiten oder auf andere Weise miteinander praktizieren dürfen;
- die Kassen noch stärker auf Gesundheitsvorsorge setzen und von sich aus die wechselseitige Zusammenarbeit zwischen den verschiedenen Medizinrichtungen fördern;
- die Menschen endlich begreifen, daß Gesundheit keine Ware ist, auf die man aufgrund seines Krankenkassenbeitrags ein Anrecht hat oder die man irgendwie mit Geld kaufen kann, sondern einen fortwährenden Prozeß des immer bewußteren Lebens darstellt, in dem wir selbst die Hauptverantwortung dafür tragen, ob es uns »gutgeht« oder nicht.

Das erfordert ein Umdenken. Warten wir nicht darauf, daß die anderen damit beginnen, fangen wir selbst an!

Kommen wir nun zu einigen Einzelaspekten, wie wir Gesundheit und Krankheit verstehen und mit Behandlung und Genesung umgehen können.

Die Natur ist prinzipiell bereits im Gleichgewicht und in der rechten Ordnung

Der Zustand, in dem wir gerade sind, ist das Ergebnis einer Kette von Ursachen und Wirkungen und das »Zwischenergebnis« einer Lebensentwicklung, die ihren eigenen Prinzipien folgt und insofern auch eine individuelle Ordnung darstellt.

Für Ihren Gesundheitszustand bedeutet das, daß Ihr derzeitiges Befinden »in Ordnung« ist, daß es nicht a priori »krank« oder »schlecht« ist! Das ist sicher für viele Leser/innen eine ungewöhnliche Ansicht. Aber denken Sie einfach darüber einmal in Ruhe nach: Nichts in der Welt und im Leben geschieht ohne Ursache. Alles hat Gründe, auch wenn diese (noch) verborgen sein mögen. So weit gehen Sie sicherlich in Gedanken mit. »Hat aber alles auch einen Sinn?«, mögen Sie zu Recht fragen. Kann es denn einen Sinn haben, daß ich mir das Bein gebrochen habe und jetzt leide? Kann es einen Sinn haben, daß ich mich von frühester Jugend an mit diesem oder jenem Leiden herumplagen muß?

Wenn wir dem Gedanken Raum in uns geben, daß alles, was uns geschieht und was wir geschehen machen, Teil eines großen, komplexen und einzigartigen Lebensplans ist, der in sich eine Ordnung darstellt und bestimmten (vielleicht ebenfalls noch unbekannten) Ordnungsprinzipien folgt, dann ist der erste wesentliche Schritt getan zur Wandlung in eine noch ganzheitlichere Ordnung, zu einem noch harmonischeren Gesundheitszustand, zu einer noch beglückenderen Lebenserfüllung.

Das wunderbare Ziel des Lebensplans jedes Menschen liegt darin, sein individuelles Potential an schöpferischer Kraft und mitmenschlichem Austausch zu entdecken, seine naturgegebenen oder gottgeschenkten Gaben und Talente zu entfalten, zum Nutzen vieler Menschen anzuwenden und im Verlaufe des Lebens zu wahrer Selbstverwirklichung und Erkenntnis der höchsten, geistigen Kraft zu gelangen, die alles Leben geschaffen hat. Anders ausgedrückt, besteht das Ziel jedes Lebensplans darin, höchstmögliche Bewußtheit und Lebensfreude zu erfahren und mit anderen Menschen zu teilen.

In einem solchermaßen verstandenen Leben sind Krankheit und Leid, Schmerzen und Not Stationen oder notwendige Auslöser der Bewußtwerdung. Nur an den Symptomen herumzukurieren, um die Beschwerden möglichst schnell »loszuwerden«, führt meist in die Irre oder auf Umwege, weil wir die Lernaufgabe der Beeinträchtigung unserer Gesundheit dann nicht erkannt und erfüllt haben. In diesem Sinne ist es »in Ordnung«, daß der Patient jetzt gerade seine Krankheit »hat«. Es gehört zu seiner Natur und seinem naturgegebenen und gerade jetzt aktuellen Entwicklungsstadium, daß er sich mit dem jeweiligen Krankheitsthema auseinandersetzen muß.

Wenn Patient und Therapeut diese Herausforderung annehmen, wenn sie beide zwar sehr wohl die Symptome lindern, aber dabei trotzdem die Ursachenerforschung betreiben, und wenn der Patient schließlich seinen Zustand als Aufgabe zur Persönlichkeitsentwicklung verstehen kann, dann sind die besten Voraussetzungen gegeben, daß er in den nächsthöheren Grad der eigenen Ordnung gelangt.

Es ist auch »in Ordnung«, daß manche Krankheiten nicht geheilt werden können. Und nicht zuletzt sollten zahlreiche vermeintliche Beschwerden keineswegs als »Krankheit« gewertet und therapiert werden. Vielmehr stellt die jeweilige Befindlichkeit oft nur eine besondere Form der individuellen Ordnung des Menschen dar, die für ihn in seiner Zeit und Situation genau richtig ist. »Nicht alles muß behandelt werden«, könnte man als wichtigen gemeinsamen Nenner dieser Fälle formulieren.

Eigene Heilentwicklungen erkennen und unterstützen

»Heil« zu sein bedeutet, »ganz« zu sein. In bezug auf die aktive Funktion und das Zusammenwirken der Hemisphären, der beiden Gehirnhälften, heißt das, daß beide dynamisch und im Verhältnis zueinander ausgewogen arbeiten. Das ist beim sogenannten Herzmenschen der Fall, bei dem Intuition und Empfindsamkeit genauso ausgeprägt sind wie Vernunft und Klarheit. Um zu dieser Form von Heil-Sein zu gelangen, bedarf es meist einer Entwicklung. Diese Entwicklung braucht Zeit. Wir sollten uns die notwendige Zeit zugestehen und einräumen. Wir sollten liebevoll uns selbst annehmen, um uns diese Zeit zu schenken.

Einen weiteren Sinngehalt der Begriffe Heil und Heilung finden wir, wenn wir überlegen, was das Wesen der Heiligen ausmacht. Heilige sind offensichtlich Menschen, die in sich heil oder ganz sind, weil sie Zugang zu einem überpersönlichen Heil gefunden haben. Das läßt sie auch dann noch heil und heilig sein, wenn sie äußerlich gesehen krank sind und leiden. Heilung hat also ein Bedeutungsfeld, das über die körperliche Gesundheit weit hinausgeht.

Die meisten Menschen fangen (leider) erst an, sich um ihr Heil und ihre Heilung zu kümmern, wenn sie dem Druck von Schmerz und Leid ausgesetzt sind, beziehungsweise wenn ihr eigenes Verhalten zu Beschwerden und Not geführt hat.

Krankheiten sind für die meisten von uns ein Fingerzeig, eine letzte Mahnung oder ein extremes Warnsignal, daß wir etwas in unserem Leben ändern müssen. Wenn wir Krankheiten so verstehen, werden wir sie als eine wunderbare Brücke zum Heilwerden erfahren können!

Wir haben daher keinen Grund, gegen die »Krankheit« sofort und aggressiv anzusteuern und sie so schnell wie möglich abzustoßen. Vielmehr sind Krankheiten Einladungen, nach tieferliegenden Ursachen und vor allem Botschaften zu suchen, und herauszufinden, wie belastend sie tatsächlich sind.

Manche Menschen werden dann feststellen, daß ihr Zustand und die Beschwerden sie nervlich stark belasten, ihnen lästig oder hinderlich sind, und ihnen, zumindest jetzt, überhaupt nicht »passen«. Andere wiederum werden verblüfft zur Kenntnis nehmen, daß sie ihre angebliche Krankheit durchaus ertragen und hinnehmen können, und sie werden die Entwicklungschancen ihres derzeitigen Zustands erkennen und würdigen.

Mit dieser ungewohnten Sicht der Krankheit rückt man sie dorthin, wo sie hingehört: in die gelassene Mitte der Betrachtung, heraus aus dunklen, angsteinflößenden Ecken oder Verdrängungswinkeln. Damit verliert sie ihren Schrecken, der oft mehr als die Hälfte der Beschwerden ausmacht. Aus diesem Blickwinkel heraus können Sie lockerer mit Krankheit umgehen, Krankheit leichter nehmen. Sie können selbst entscheiden, ob Sie die Krankheit zur Heilentwicklung benutzen wollen, indem Sie nach Ursachen und Botschaften fahnden, oder ob die Krankheit Sie jetzt in Ihrer Entwicklung stört und hemmt, und Sie deshalb ihre Symptome so rasch als möglich auflösen möchten.

Damit haben Sie die Verantwortung für Ihre Gesundheit wieder in Ihre eigenen Hände genommen! Wenn Sie sich diese Gesichtspunkte und Betrachtungsweise wenigstens teilweise zu eigen machen, werden Sie feststellen, daß Krankheit nicht nur Bürde oder Leid bedeutet, sondern auch Chance und Sprungbrett zu einer ganzheitlichen Heilwerdung und Bewußtwerdung auf einem neuen, höheren Niveau.

Durch diese Art von Umgang mit Krankheit schaffen Sie sich eine Möglichkeit, Krankheiten besser danach zu beurteilen, ob und wann Sie Ihnen in Ihrer Entwicklung helfen können. Und Sie gewinnen den Vorteil, aus einer Krankheit wesentliche Impulse für eine neue Gesundheit zu schöpfen, die belastungsfähiger und dauerhafter ist als zuvor.

Linderung von Symptomen *und* Heilung von Ursachen

Schon in der Ausbildung, aber auch später während meiner Tätigkeit als Krankengymnastin hatte ich häufig Zweifel, ob Ärzte und Patienten, die von vermeintlichen Ursachen der Krankheit sprachen, wirklich schon auf der Ursachenebene angelangt waren. Mir schien, als ob jeder Ursache, die dort besprochen wurde, wiederum eine andere Ursache zugrunde lag, die allerdings *nicht* behandelt wurde. Letztendlich war auch die angebliche Ursache in meinen Augen meist nur ein Symptom.

Ein Beispiel: Ein Patient kam mit der Diagnose »Lumbago«, also Rückenschmerzen im Bereich der Lendenwirbel. Als Ursache verwiesen Arzt und Patient auf einen »Haltungsschaden«, also darauf, daß der Patient lange Zeit eine Fehlhaltung der Wirbelsäule hatte.

Ich ging einen Schritt weiter und fragte, wie es zu dieser Fehlhaltung überhaupt kommen konnte. Gemeinsam stellten wir fest, daß der Patient eine Körperseite zu stark belastet hatte. Das wiederum hing mit der Dominanz der gegenüberliegenden Gehirnhälfte zusammen – was sich im »Waagenexperiment« auch unmittelbar niederschlug (dazu mehr in den späteren Kapiteln).

Wir haben bei allen Krankheiten die Wahl, Symptome nach den Regeln der medizinischen Kunst zu behandeln, um sie möglichst schnell zu beseitigen, oder wir können uns zunächst einmal mit der Krankheit »anfreunden«, sie neu betrachten und versuchen, ihre Ursachen zu ergründen.

Wenn die Symptome sehr schmerzhaft sind und die natürliche Lebensführung stark blockieren, liegt es nahe und ist es selbstverständlich legitim, nicht nur die Ursachenforschung zu betreiben, sondern – vielleicht sogar zuerst – die Symptome zu lindern. Nachhaltige Heilung wird sich im Regelfall jedoch erst dann einstellen, wenn der Patient auch bereit ist, eine Bewußtseinsentwicklung zu vollziehen.

Erfahrungsgemäß funktioniert es aber nicht, zunächst die Symptome völlig zu unterbinden und danach erst die Ursachenforschung zu betreiben. Eigenartigerweise scheint ein gewisses Maß an spürbarem Leid Bewußtseinsentwicklung und Heilung erst möglich zu machen.

Machen Therapeuten süchtig?

In diesem kurzen Abschnitt geht es um die Rolle von verinnerlichten therapeutischen Vorstellungen und »Programmen«, die der Behandler vor, während und nach der Behandlung in seiner Arbeit mit dem Patienten verfolgt.

Es ist eine Erfahrungstatsache, daß die meisten Therapeuten nach festen Schemata, Therapiemodellen und Patientenvorstellungen vorgehen. Das macht oft auch Sinn, weil die Behandlung nach bestimmten Mustern effizienter und sparsamer scheint. Dabei kommen individuelle Belange des Patienten naturgemäß zu kurz, seine ganzheitliche Heilung womöglich auch.

Ein Problem taucht dann auf, wenn die besondere Therapieform oder das spezielle Heilprogramm des Therapeuten die Krankheit auf wundersame Weise »verschwinden« läßt, sie dem Patienten also »abnimmt«. Dann tritt an die Stelle der verstärkten Eigenverantwortung des Patienten die besondere Behandlungsform dieses Therapeuten. Dadurch entsteht Abhängigkeit.

Auch das Charisma eines Therapeuten, seine gleichsam heilende Energie oder seine schiere Präsenz können Patienten bekanntlich »süchtig« machen. So schön und wirksam solches Heilgeschehen auch sein mag – es hält leider selten lange vor.

Welche Rolle es spielt, wie Therapeuten auf Patienten wirken, erlebe ich täglich in meiner Arbeit. In der Ausbildung hatte ich gelernt: »Bei dieser Krankheit machst du das, dann geht es dem Patienten besser.« In der Praxis stellte sich jedoch heraus, daß sich bei gleichen Symptomen und gleicher sorgfältiger Arbeitsweise keineswegs das gleiche Ergebnis einstellte.

Das brachte mich von der Annahme ab, daß der Therapeut für jede Krankheit über eine passende Therapie verfügt. »Jedem Patienten das Seine, nicht das Gleiche«, pflegte Hanne Marquardt zu sagen. Ich schaute mir die Patienten daher genauer an und stellte fest, daß es zwei Gruppen von Patienten gibt. Einer Gruppe von Patienten konnte ich bei Anwendung des üblichen Therapieprogramms helfen, der anderen nicht. Das brachte mich später zur Formulierung der beiden Typen Kopf- und Bauchmensch.

Bauchmenschen, bei denen die Therapien nach dem Lehrbuch sofort ansprachen, kamen kurze Zeit später mit anderen, neuen Symptomen wieder in die Praxis. In diesen Fällen erkannte ich die Gefahr, daß solche Patienten vom Therapeuten abhängig oder nach ihm »süchtig« werden können.

Solange die Mehrzahl der Menschen bei Krankheit oder Unwohlsein noch nicht bereit oder in der Lage ist, ihre Eigenverantwortung für ihre Gesundung aktiver wahrzunehmen, bleibt es die Aufgabe des Therapeuten, jede Form von Abhängigkeit zwischen ihm und dem Patienten schon im Ansatz zu vermeiden.

Das probateste Mittel dafür scheint mir zu sein, jedem Patienten schon beim ersten Besuch ganz deutlich zu machen, daß der Therapeut nicht über das Allheilmittel oder die Allheiltherapie verfügt, die sich der Patient nun einfach auf Krankenschein abholen kann.

Genaugenommen wissen alle Ärzte, Therapeuten, Heilpraktiker und andere in Heilberufen Tätige, daß wir den Patienten nicht heilen können, sondern ihm nur Hilfestellungen zur Selbstheilung geben. Wir sind medizinisch ausgebildet, die Patienten meistens nicht. Deshalb steckt ein hohes Maß an Unfairneß darin, wenn wir den Patienten nicht reinen Wein einschenken über Möglichkeiten und Grenzen unseres Wissens und unserer Kunst.

Das häufig angeführte Gegenargument, daß die Patienten um so schneller gesund werden, je mehr Selbstvertrauen, Selbstbewußtsein und (vermeintliche) Kompetenz der Behandler ausstrahlt, ist insofern nicht richtig, als wir zwischen dem Therapeuten als Mediziner und dem Therapeuten als Mensch unterscheiden müssen. Der Behandler verfügt über begrenztes medizinisches Wissen und Können und über begrenzte Mittel, der Mensch kann jedoch über ein unbegrenztes Selbstvertrauen und Mitgefühl, über einen unbegrenzten Heilwillen verfügen.

Von einer »Reparaturmedizin« zur Ganzheitsmedizin

Dieser allgemeine Einleitungsteil sollte dazu dienen, Ihre Aufmerksamkeit auf generelle Fragen der Gesundheitspolitik und -praxis zu lenken, Ihr Gespür zu sensibilisieren für Hintergründe des derzeitigen Zustands unseres Gesundheitswesens. Es ist ein Plädoyer, sich geistig zu öffnen für ein ganzheitliches Gesundheitsmodell, in dem Symptombehandlung und »Reparaturmedizin« zwar auch ihre Berechtigung finden, aber nicht das Nonplusultra und höchste Ziel darstellen.

Sie werden feststellen, daß Ihre eigene geistige Einstellung zu diesen allgemeinen, auch gesellschaftspolitischen Fragen entscheidenden Einfluß darauf hat, wie Sie mit Ihrer persönlichen Gesundheit umgehen. Darum geht es im nächsten Kapitel. Wie erleben Sie sich selbst, wie ist Ihr subjektives Befinden, in welchem Stadium von Heilung arbeiten Sie, welche Stufe der Bewußtseinsentwicklung wollen Sie als nächste erklimmen? Es ist sinnvoll, daß wir alle – sowohl Patienten wie Therapeuten – die Finger in die Wunden unseres kranken Medizinapparates legen und immer wieder unsere Forderungen anmelden.

Wir Therapeuten sollten uns ständig überprüfen, ob wir hinreichend nach den Ursachen für die Krankheiten unserer Patienten forschen, um ihnen die Möglichkeit der nachhaltigen Heilung von Grund auf zu geben. Schließlich haben wir den Beruf ja ursprünglich gewählt, um kranken Menschen zu helfen, gesünder zu werden. In jedem Fall kommen die Patienten mit dieser Erwartung zu uns, insofern haben wir ihnen gegenüber eine große Verantwortung. Ich frage mich, ob und inwieweit der Gedanke legitim ist: »Ich benötige eine bestimmte Patientenzahl und ein gewisses Patientengut, damit meine Praxis läuft«!

Seit längerer Zeit haben wir festgestellt, daß die zahlenmäßige Zunahme von Therapieformen und Medikamenten keineswegs zur Verminderung von Krankheiten führt, sondern geradezu den gegenteiligen Effekt zu haben scheint. Es gibt mehr Menschen mit mehr Krankheiten, die Hilfe suchen. Ziel müßte demnach sein, den Medizinapparat zu verkleinern, aber die zeitliche und menschliche Zuwendung zum Patienten zu erweitern und zu vertiefen.

Der Patient hat wesentlich mehr »Macht«, als ihm oft bewußt sein dürfte. Er hat die Möglichkeit, seine Behandler durch Nachfragen nach Ursachen und alternativen, menschengerechten Heilweisen und Arzneien zu veranlassen, sich weiterzuentwickeln. Diese Chance sollte der Patient nutzen. Nur unter dem Druck der Patienten wird der medizinische Apparat kleiner werden können, um die freigesetzten Ressourcen dann für den Menschen einzusetzen.

Der Patient hat durchaus etwa die Möglichkeit, durch ein intensives Gespräch auf seine Krankenkasse einzuwirken, damit diese für eine (noch) nicht anerkannte Heilmethode, die sich als erfolgreich erwiesen hat, zumindest teilweise die Kosten trägt.

»Steter Tropfen höhlt den Stein!« Der Patient ist, so überraschend das für manche Leser/innen klingen mag, handlungsfähiger, agiler und flexibler als Therapeuten, Verbandsvertreter, Repräsentanten der Pharmaindustrie, Krankenkassenvorstände und Politiker. Je mehr Patienten immer wieder auf mehr Menschlichkeit im Gesundheitswesen pochen und dazu konkrete Vorschläge machen und Forderungen anmelden, um so mehr Bewegung kommt in das System.

Der Patient sollte sich schließlich bewußt sein, daß nicht nur er vielleicht vom Arzt »abhängig« ist, sondern der Arzt umgekehrt genauso oder sogar noch mehr von ihm.

Am besten wäre es selbstverständlich, wenn alle Menschen so bewußt, gesund und eigenverantwortlich lebten, daß wir die Hilfen der Medizin nur noch in wenigen echten Notfällen in Anspruch nehmen müßten.

3
Gesundheit – was ist das?

Die Weltgesundheitsorganisation der Vereinten Nationen (WHO) definiert Gesundheit folgendermaßen:

»Gesundheit ist gekennzeichnet durch den Zustand völligen körperlichen, geistigen und sozialen Wohlbefindens und durch das Freisein von Krankheiten und Gebrechen.«

Demzufolge wären wir alle »krank« – das mag für manche ein beruhigender Gedanke sein, weil dann die eigene Krankheit nicht mehr so wichtig genommen werden muß.

Wenn wir annehmen, daß prinzipiell wirklich alle Menschen »krank« sind und »Gesundheit« ein nie erreichbares Ideal darstellt, können wir immerhin sowohl zwei Kategorien von »Kranken« als auch zwei »Typen« unterscheiden:

Wenn der Mensch eigentlich gesund ist ...

- Der eine Typus erfreut sich des subjektiven Gefühls eines allgemeinen Wohlbefindens. Für diesen Menschen sind Befunde von Medizinern nicht so wichtig, weil er sich gar nicht unmittelbar betroffen fühlt.
- Ein zweiter Typus spürt nicht selbst nach, ob er sich nun wohl oder unwohl fühlt, sondern baut darauf, daß die medizinische Diagnostik ihm schon mitteilen wird, in welchem Zustand er sich befindet. Meist findet die Medizin irgend etwas, das nicht ganz in Ordnung ist, und so stellt sich dieser Typus darauf ein, daß er an irgend etwas leidet.

Wenn der Mensch an einer konkreten Krankheit leidet ...

- Der erste Typus wird sich bemühen, die Krankheit mit allen Mitteln zu bekämpfen und so schnell wie möglich loszuwerden. Dabei hält er sich weniger an ärztliche Vorschläge, sondern baut lieber auf sein eigenes Gefühl.
- Der zweite Typus gerät durch das Wissen um die Existenz und vielleicht Ernsthaftigkeit seiner Krankheit leicht aus dem Gleichgewicht und ist sehr darum besorgt, alles »richtig« zu machen. Dabei folgt er dem medizinischen Rat, soweit es nur möglich ist.

Ich gehe davon aus, daß die heutige »Schulmedizin« Gesundheit und Krankheit zunächst einmal »von außen«, das heißt rein körperlich-funktional, betrachtet. Dann überrascht es nicht sonderlich, daß in der Tat die meisten Menschen als »krank« eingestuft werden können und der Gesundheitsbereich heute schon den größten Ausgabenposten des Bruttosozialprodukts darstellt – mit steigender Tendenz.

Ein extremer Gesundheitsbegriff, der von interessierten Kreisen leider immer noch aufrechterhalten und verbreitet wird, will uns vorgaukeln, daß es so etwas wie »vollkommene« Gesundheit gibt. Daraus resultiert zwangsläufig eine Erwartungshaltung der Menschen an die Behandler und ihre Therapien, die kaum je erfüllt werden kann.

Hinzu gesellt sich eine Konsumeinstellung gegenüber der »Ware« Gesundheit, die viele glauben läßt, sie sei käuflich zu erwerben, und eine ständige Inanspruchnahme von Ärzten, Therapien, Heilmitteln und Kuren gehöre zum Grundrecht jedes einzelnen. Die quasianonyme Umlage der Kosten des Gesundheitswesens über Beiträge, Steuern und Sonderabgaben trägt dazu bei, daß das Individuum immer weniger seine Eigenverantwortung für sich selbst und sein Wohlbefinden wahrnimmt.

Für mich und die Arbeit in meiner Praxis gehe ich inzwischen davon aus, daß Gesundheit immer nur das ist, was der einzelne Patient in seiner derzeitigen Situation als Gesundheit empfindet, erlangt hat oder noch anstrebt. Ich meine damit, daß es keine einheitliche Meßlatte für Gesundheit gibt, die für alle Menschen gilt, sondern nur ein sehr subjektiv bestimmtes Gesundheitsempfinden.

Pointiert formuliert könnte man sagen:

»Man ist gesund, wenn man sich wohlfühlt, ganz gleich, was einem fehlt.«

Aus meiner Erfahrung als Physiotherapeutin und unter Zugrundelegung der drei Menschentypen würde ich meinen:

»Gesundheit besteht, wenn man sich im Gleichgewicht befindet; Krankheit liegt vor, wenn man nicht im Gleichgewicht ist.«

Schon an dieser Stelle möchte ich auf etwas hinweisen: es gibt kein absolutes Gleichgewicht, an dem man jeden Menschen messen könnte. Der Bauchmensch, der mit sich im reinen ist, kann genauso ein subjektives Gleichgewichtsgefühl haben wie der Kopfmensch, der sich mit seinen Eigenheiten als im Gleichgewicht befindlich betrachtet.

»Ich fühle mich gut« oder »Es geht mir gut«

Ob Sie sich gut fühlen, können Sie selbst am besten beurteilen. Ob es Ihnen auch gutgeht, müßten ebenfalls Sie selbst am besten wissen. Jedoch bemühen wir oft und gern Therapeuten mit der Bitte, herauszufinden, ob es uns auch »objektiv« gutgeht, ob wir die »Berechtigung« haben, uns tatsächlich gut zu fühlen, oder ob da nicht doch etwas ist ...!?

Sie merken schon: Gesundheit ist eine knifflige Sache – vor allem, wenn man länger und ganz auf sich persönlich bezogen darüber nachdenkt.

Und wie geht es Ihnen? Wie fühlen Sie sich? Denken Sie darüber nach, wie Sie sich und Ihren jetzigen Zustand richtig einschätzen. Können oder müssen Sie sich auch in Situationen einrichten, die nicht optimal sind, ja sogar belasten, sofern die momentanen Lebensumstände das verlangen? Ist Ihre Gesundheit durch Situationen, Aufgaben oder Menschen über Gebühr belastet, und sollten Sie an diesen Umständen etwas ändern? Führen Sie ein Leben relativ bewußt, entscheiden Sie relativ frei, wie Sie sich ernähren, bewegen, arbeiten, in der Beziehung leben, lieben, sich freuen?

Entwickeln Sie ein sicheres eigenes Gefühl und Urteil dafür, was für Sie und Ihre Gesundheit richtig und angemessen ist. Lassen Sie sich durch fremde Meinungen, die sich fast immer nur auf Äußerlichkeiten Ihrer Lebenssituation beziehen können, nicht darin beirren, Ihren eigenen Weg zu finden.

Wie bewertet ein Therapeut die Gesundheit von Patienten?

Ein Therapeut ist im Regelfall sorgfältig auf seinen Beruf vorbereitet worden. In seiner Ausbildung konzentriert er sich meist auf ein Idealbild des rundum gesunden Menschen. Er lernt zunächst nur, wie man Gesundheit aufgrund von äußerlichen, meßbaren Kriterien diagnostiziert; ihm werden Richtlinien und standardisierte Werte mit auf seinen beruflichen Weg gegeben, die er als Vergleichsmaßstab benutzt, um festzustellen, inwieweit der Zustand seiner Patienten sich vom Ideal der Gesundheit entfernt hat. Kurzum: Der Therapeut hat häufig ein Bild vor sich, das kein Patient je wird erfüllen können.

Wie schwammig dieses Idealbild von Gesundheit letztlich ist, läßt sich daran ablesen, daß immer wieder alte Normwerte durch neue ersetzt werden müssen, weil sich der »Durchschnittswert« inzwischen geändert hat. Nähmen wir die offiziellen Gesundheitsstandards allzu ernst, würde ein Gesunder durch den Federstrich einer medizinischen Behörde schnell zum Kranken oder ein Kranker im Handumdrehen zum Gesunden.

Trotz wesentlicher Fortschritte hinsichtlich der Öffnung der Medizin für eine ganzheitliche Betrachtungsweise von Mensch und Gesundheit steht die rein körperliche Gesundheit, das »Funktionieren« des Organismus im Vordergrund von Diagnose und Therapie. Emotionale und mentale Belange, psychosomatische Ursachenketten und seelische Hintergründe kommen leider oft noch zu kurz. Was der Behandler nicht kennt oder erkennt, wonach er nicht sucht, das kann er auch nicht finden und diagnostizieren.

Daraus ergibt sich eine Art Schlüsselerkenntnis:

»Die Gesundheit eines Patienten kann der Therapeut nur so weit richtig einschätzen, wie es seine eigene Bewußtseinsentwicklung erlaubt.«

Aber nicht nur die Bewußtseinsentwicklung, sondern auch das jeweilige Befinden des Behandlers spielt eine Rolle bei der Frage, welche Vorstellung von Gesundheit, welches Bild von einem gesunden Menschen er hat, und daraus folgend auch, wie er sich auf Gesundheit und Krankheit seiner Patienten einstellt und damit umgeht.

Damit spielt die Frage: »Wie fühlt sich wohl Ihr Therapeut? Wie geht es ihm?«, eine Rolle, über die die meisten Patienten bisher noch nicht nachgedacht haben. »Wieso?« werden Sie vielleicht fragen, »der Arzt soll mich doch nur richtig behandeln – wie es ihm geht, geht mich doch nichts an.« Dennoch bleibt dies nicht ohne Einfluß auf den Patienten.

Sollten Sie etwas für Ihre Gesundheit tun – oder ist alles schon in Ordnung?

Vielleicht sind Sie durch manche der zuvor geäußerten Bemerkungen verunsichert. Vielleicht sind Sie erstaunt, daß hier nicht einem Mehr an Medizin,Therapie, Gesundheit das Wort geredet wird, sondern vielmehr Sie eingeladen werden, sich zunächst einmal mit sich selbst anzufreunden, sich zu akzeptieren, wie Sie jetzt gerade sind, ohne sich von vorneherein aufzulehnen oder sich darüber zu grämen.

Ich sezte großes Vertrauen in die innere Weisheit der natürlichen Selbstheilungskräfte und habe oft genug miterleben dürfen, daß bestimmte Entwicklungsaufgaben erst erfüllt werden können, wenn der Mensch durch ein gewisses Maß an Leid hindurchgegangen ist.

Natürlich sollten Sie etwas für Ihre Gesundheit tun! Das Beste ist, bewußt zu leben, sich für Lebensfreude zu öffnen, die geistigen Seiten des Seins nicht zu kurz kommen zu lassen, Liebe für sich selbst zu entwickeln und Liebe auch auszustrahlen – und richtig vorzubeugen.

Mit Vorbeugung meine ich nicht die sogenannte Prophylaxe, die uns nahelegt, daß wir uns laufend irgendwelchen Gesundheitstests unterziehen sollen, die uns potentiell ständig mit der Energie von Krankheit in Berührung bringen.

Vorbeugung meint, daß wir eigenverantwortlich denken und handeln; daß wir uns also bewußt gesund ernähren, uns nicht mit toten Stoffen vollstopfen, sondern echte Lebens-Mittel zu uns nehmen, daß wir auf uns achtgeben, daß wir uns nicht zu krankmachenden Süchten verführen lassen und so fort.

Genauso wichtig ist jedoch die seelische Einstellung zum Leben. Durch eine positive, fröhliche, konstruktive und schöpferische Einstellung können wir sehr viel dazu beitragen, daß wir uns ganzheitlich gesund und wohl befinden.

Mehr zu diesem Thema im letzten Kapitel.

Es gibt eine natürliche Tendenz des Menschen in seine Mitte, zur Erlangung und Festigung des ihm angemessenen Gleichgewichts, hin zum Typus des Herzmenschen. Der Weg dorthin und das Tempo der Entwicklung mögen vielleicht nicht einem bestimmten Standard entsprechen – das heißt aber noch lange nicht, daß der vom Standard abweichende Mensch nicht gesund sein kann, unbedingt als krank gelten müßte!

4
Mit beiden Beinen auf der Erde?
Welcher Menschentypus sind Sie?

Wenn Sie sich selbst als das erkennen, was und wer Sie sind, und besser verstehen, wie Sie »funktionieren«, nach welchen Mustern Sie reagieren, dann können Sie mit sich selbst und mit anderen Menschen besser umgehen. Sie werden Ihr Leben dann geschickter organisieren, weil Sie schneller erfassen, welche Verhaltensweisen und vielleicht auch »Fehler« Sie einfach annehmen sollten, auch wenn Sie sie bisher als negativ empfunden haben.

Die Annahme dessen, was – derzeit zumindest – für Sie »naturgegeben« ist, bedeutet eine optimale Chance für Ihr Leben und Ihre weitere Entwicklung. Sie werden, wenn Sie Ihre jetzt vorhandenen Lebensmuster einfach akzeptieren, sehr viel bewußter und handlungsfähiger. Sie kämpfen nicht mehr gegen die sprichwörtlichen Windmühlenflügel an, Sie vergeuden Ihre Energie nicht mehr damit, etwas umkrempeln zu wollen, was tief in Ihnen angelegt ist.

Wenn Sie annehmen, wer und was Sie jetzt sind, nach welchen Motiven und Mustern Sie leben, agieren und reagieren, dann mobilisieren Sie neue Lebenskraft. Die vielen Warum-Fragen, auf die Sie bislang keine Antwort fanden, blockieren nicht länger Ihre Lebensfreude und Energie.

»Warum kann ich nicht aufhören, Süßigkeiten (Alkohol, Tabak, Drogen, Medikamente) zu mir zu nehmen, obwohl ich weiß, daß sie mir schaden?«

»Warum bekomme ich mit meinem Partner/meiner Partnerin immer wieder bei denselben Themen Ärger?«

»Warum schlagen bei mir manche Medikamente (Therapien, Gesundheitspläne etc.) einfach nicht an?«

»Warum geht es mir nicht besser, obwohl ich alles tue, was der Arzt (Heilpraktiker, Physiotherapeut, Psychologe) von mir erwartet?«

»Warum trifft ›es‹ (Krankheit, Pech im Leben und anderes) immer wieder ausgerechnet mich (und nicht meinen Bruder, meine Partnerin und so weiter)?«

Erst wenn wir eine – zumindest vorläufige – Erklärung erhalten, warum wir immer wieder auf eine ganz bestimmte Art und Weise auf das Leben eingehen, wenn wir die durch Warum-Fragen blockierte Energie auflösen, gewinnen wir einen völlig neuen Zugang zum Leben, zur Gesundheit, zum Umgang mit Beschwerden, Krankheiten und Problemen, ganz gleich, ob sie körperlicher, geistiger oder seelischer Natur sind.

Nun mögen vor allem vernunftmäßig kalkulierende Leser/innen argwöhnen, daß eine Aufteilung von Menschen in zwei oder drei Typen doch viel zu »einfach« wäre, um überzeugend zu sein. Gibt es nicht so viele komplexe und individuell verschiedene Persönlichkeitsstrukturen, daß sie gar nicht über einen so schlichten Leisten geschlagen werden können?

In meiner langjährigen Beratungs- und Heilpraxis habe ich dennoch festgestellt, daß gerade eine einfache und leicht nachvollziehbare Einordnung sehr viel Sicherheit vermittelt – Sicherheit insofern, als der einzelne (in der Praxis Klient oder Patient) sich in diesen Typen endlich wiederfindet, quasi »zu sich findet«.

Gerade die Einfachheit dieses Ansatzes macht es vielen Menschen möglich, eine neue Lebensperspektive zu gewinnen. Sie wissen dabei sehr wohl, daß die Typisierung als Hilfestellung gemeint ist und nicht als endgültige und umfassende Beschreibung ihres ganzen Wesens.

Denken Sie etwa an die auf vier Temperamente reduzierte Aufteilung nach HIPPOKRATES, der sanguinische, melancholische, phlegmatische und cholerische Menschentypen unterscheidet. Solche sehr direkten Einordnungen in wenige, holzschnittartig voneinander abgegrenzte Typen haben den Vorzug, daß sie den Kern, das eigentlich Wesentliche, herausarbeiten.

In diesem Sinne bitte ich Sie auch, die Aufteilung in die drei Typen Bauchmensch, Kopfmensch und Herzmensch zu verstehen. Probieren Sie selbst im Alltag aus – an sich selbst und an Familienangehörigen, Freunden und Kollegen –, inwieweit dieses Konzept für Sie hilfreich und sinnvoll ist.

Sind Sie ein Bauchmensch, ein Kopfmensch oder ein Herzmensch?

Ich habe mich immer wieder darüber gewundert, daß viele Menschen Symptome eindeutig und überwiegend auf *einer* der beiden Körperseiten erleben (und erleiden). Ein Mädchen, das sich mit neun Jahren den rechten Oberarm brach, erlitt als junge Frau eine Unterschenkelfraktur – ebenfalls rechts. Migränepatienten, die bekanntlich fast immer einseitige Kopfschmerzen haben, leiden oft an anderen Symptomen auf *derselben* Körperseite, zum Beispiel an Arthrose am Knie. Ein anderer Mensch hat vielleicht chronisch Taubheitsgefühle am großen Zeh des linken Fußes und zusätzlich Veränderungen des Zehennagels; dazu kommt eine Sehnenscheidenentzündung am linken Handgelenk – obwohl die betroffene Person Rechtshänder ist.

Aus der Gehirnforschung und der Kinesiologie ist bekannt, daß die Aktivität und vor allem das Zusammenspiel zwischen den beiden Gehirnhälften entscheidenden Einfluß darauf nehmen, wie die beiden Körperhälften mit all ihren Organen und Gliedmaßen funktionieren und wie wir sie erleben.

Ich wollte herausfinden, ob sich die Vorherrschaft einer Gehirnhälfte nicht nur in der Dominanz und in häufigen Beschwerden auf einer Körperseite ausdrückt, sondern sich möglicherweise auch in der (unbewußten) Körperhaltung niederschlägt und so zu einer unterschiedlichen Gewichtsbelastung der beiden Füße führt.

Also überlegte ich, mit welcher einfachen Methode sich die Hypothese überprüfen ließe, ob man die größere Aktivität einer Gehirnhälfte auch direkt am höheren Gewicht des entsprechenden Fußes ablesen kann (zur linken »männlichen«, rationalen Gehirnhälfte gehört die rechte Körperseite, zur rechten »weiblichen«, empfindsamen gehört die linke). Auch Orthopäden haben vielfach die Erfahrung gemacht, daß seelische Zustände physische Gewichtsverschiebungen und unterschiedliche Belastungen der einen oder anderen Körperseite zur Folge haben.

So entstand das Experiment mit zwei Waagen, das im nächsten Abschnitt beschrieben wird. Ich entdeckte, daß es zwei Haupttypen von Menschen gibt: den »Bauchmenschen«, der hauptsächlich von der rechten, gefühlsbetonten Gehirnhälfte gesteuert wird, und den »Kopfmenschen«, bei dem die linke, verstandesbetonte Gehirnhälfte dominiert. Der dritte Typus, der »Herzmensch«, ist in sich mehr oder weniger ausgewogen, weil in ihm beide Gehirnhälften harmonisch und ausgeglichen zusammenwirken. Dies ist ein eher seltener Typus, der aber durchaus als ein Idealziel gelten kann, das man im Verlauf der Persönlichkeitsentwicklung erreichen kann.

Um einem Mißverständnis schon an dieser Stelle vorzubeugen: Es muß keineswegs jeder Mensch zum »Herzmenschen« werden, um ein erfülltes und glückliches Leben zu führen – Voraussetzung ist jedoch, daß er sich in seinem Typus erkennt und lernt, mit seiner Struktur und seinen Motiven bewußt umzugehen. In diesem Buch geht es vor allem um die beiden polaren Menschentypen, den »Bauchmenschen« und den »Kopfmenschen«.

Das Experiment mit zwei Waagen

Besorgen Sie sich zwei Personenwaagen (siehe auch Seiten 65 und 205), und bitten Sie einen anderen Menschen, Ihnen bei folgendem Experiment zu helfen.

1. Stellen Sie sich zunächst auf jede dieser Waagen und justieren Sie diese so, daß beide Waagen für Sie das gleiche Gewicht anzeigen. Stehen Sie barfuß oder in Socken, aber nicht mit Schuhen auf der Waage.
2. Stellen Sie nun beide Waagen dicht nebeneinander, so daß sie parallel stehen, ohne sich zu berühren (um die Messung nicht versehentlich dadurch zu verfälschen, daß sich die Waagenränder aneinander verhaken).
3. Wichtig: Schauen Sie während des gesamten Wiegevorgangs nicht nach unten auf die Waage, sondern geradeaus! Stellen Sie sich so auf beide Waagen, daß der linke Fuß auf der linken und der rechte auf der rechten Waage

ruht. Stellen Sie sich so hin, daß Sie das Gefühl haben, gerade zu stehen und beide Waagen gleichmäßig zu belasten. Achten Sie darauf, daß das Ablesefenster offen bleibt.

4. Ihr Partner schaut nun auf die Ablesefenster und notiert, welches Gewicht die beiden Waagen anzeigen.

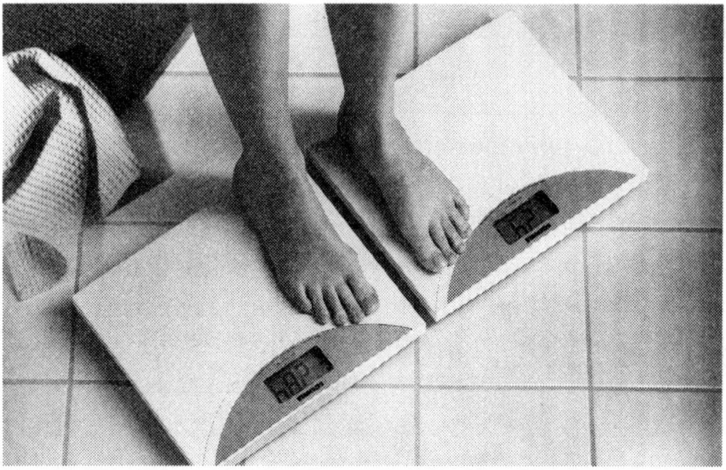

Übrigens: Es kann für die Messung wichtig sein, wer Ihr Partner ist, der die Waagen abliest. Am günstigsten (weil am »objektivsten« für die Messung) ist ein Partner, dem Sie vertrauen, der nicht dominant ist und zu dem Sie keine intensive persönliche Beziehung unterhalten. Sonst könnte das Ergebnis verfälscht werden.

Die Gegenwart einer sehr bestimmenden Person bewirkt unter Umständen, daß sich die dadurch beeindruckte und beeinflußte Testperson anders, eben nicht natürlich, auf die Waage stellt. Die Präsenz eines lieben Partners kann dazu führen, daß eine Ausgewogenheit gemessen wird, die sonst – in Abwesenheit dieses Menschen – leider nicht vorhanden ist. Sie können den sehr subtilen Einfluß, der sich jedoch oft mit vielen Kilogramm Gewichtsunterschied im Wiegeergebnis niederschlägt, direkt ablesen und damit experimentieren. Über andere subtile Einflüsse auf das Wiegeergebnis finden Sie mehr im Abschnitt weiter unten, wenn es um Experimente mit Heilmitteln geht.

Auswertung des Waagenexperiments

A) Wenn die linke Waage nach mehreren Messungen an verschiedenen Tagen immer ein höheres Gewicht anzeigt als die rechte, deutet alles darauf hin, daß Sie ein Bauchmensch sind (siehe Seite 75).

B) Wenn die rechte Waage nach mehreren Messungen an verschiedenen Tagen immer ein höheres Gewicht anzeigt als die linke, deutet alles darauf hin, daß Sie ein Kopfmensch sind (siehe Seite 81).

C) Wenn die linke und die rechte Waage nach mehreren Messungen an verschiedenen Tagen immer das gleiche Gewicht anzeigen, deutet alles darauf hin, daß Sie ein Herzmensch sind (siehe Seite 87).

Experimente mit Heilmitteln und anderen Stoffen

Analog zur Praxis in der Kinesiologie können Sie austesten, was verschiedene Medikamente und Heilmittel (allopathische, homöopathische, phytotherapeutische, Bachblüten und so fort), Ernährungszusatzstoffe (Vitamine, Zellsalze, Mineralien, Spurenelemente) sowie Lebensmittel und Gewürze (zum Beispiel Äpfel oder Bananen, Salz oder Zucker, bestimmte Kräuter – praktisch alles!) für Ihr Gleichgewicht bewirken.

Man kann das Testmittel in die Hand nehmen oder in die Tasche stecken, man kann Bachblütentropfen oder homöopathische Globuli unter die Zunge nehmen; sicher fallen Ihnen selbst viele andere Möglichkeiten ein. Ich schlage vor, das Testmittel möglichst »mittig« am Körper (oder im Mund) anzubringen, ohne es in der Hand zu halten (weil das unsere Haltung unwillkürlich verändern kann, auch wenn es sich um ein sehr geringes Gewicht handelt).

Ein Wort der Mahnung und Warnung: Eigentests mit Medikamenten und ihre »Ergebnisse« können und dürfen nicht dazu führen, daß Sie voreilige Schlüsse ziehen, dieses Medikament abzusetzen und jenes einzunehmen. Ich rate dringend dazu, mit einer/m kompetenten, gründlich ausgebildeten und amtlich zugelassenen Behandler/in alle medizinisch akuten Fragen zu besprechen. Ein Waagenexperiment mit Arzneien kann nicht der »Diagnose« dienen, sondern soll lediglich zeigen, wie sensibel der Körper auf subtile Einflüsse reagiert.

1. Bereiten Sie wieder die beiden Waagen vor, justieren Sie die Waagen auf den gleichen Nullpunkt und stellen Sie sie parallel nebeneinander.
2. Stellen Sie sich mit beiden Beinen parallel auf die beiden Waagen und blicken Sie dabei die ganze Zeit nach vorn. Sie stehen barfuß oder in Socken auf den Waagen.
3. Ihr Partner nimmt nun das Testmittel und steckt es vorn oder hinten so unter Ihren Gürtel oder Rock- beziehungsweise Hosenbund, daß es sich ungefähr in der Mitte des Rumpfes befindet. Wenn es sich um ein Medikament oder ein Lebensmittel handelt, das Sie auch in den Mund nehmen könnten, so nehmen Sie es unter Ihre Zunge.
4. Ihr Partner schaut nun auf die Ablesefenster und notiert, welches Gewicht die beiden Waagen anzeigen und ob sich ein Unterschied gegenüber der Messung ohne das Testmittel ergeben hat.

Auswertung der Gewichtsmessung mit Testmitteln

A) Wenn die linke Waage mehr Gewicht anzeigt als zuvor (als Sie ohne das Testmittel gewogen wurden), dann bringt das betreffende Testmittel Sie unter Umständen noch mehr aus dem Gleichgewicht, indem es die rechte Gehirnhälfte, die Empfindungen, noch stärker aktiviert.

B) Wenn Sie zuvor rechts mehr gewogen haben als jetzt mit dem Testmittel, unterstützt dieses Testmittel die innere Ausgeglichenheit.

C) Wenn die rechte Waage mehr Gewicht anzeigt als zuvor (als Sie ohne das Testmittel gewogen wurden), dann bringt das betreffende Testmittel Sie unter Umständen noch mehr aus dem Gleichgewicht, indem es die linke Gehirnhälfte, den Verstand, noch stärker aktiviert.

D) Wenn Sie zuvor links mehr gewogen haben als jetzt mit dem Testmittel, unterstützt dieses Testmittel die innere Ausgeglichenheit.

E) Wenn Sie vorher, ohne Testmittel, auf beiden Waagen gleich viel gewogen haben und jetzt, mit Testmittel, nicht mehr, dann zeigt dieses Ergebnis Ihnen an, welche Gehirnhälfte stärker durch das Testmittel aktiviert wird und Sie demnach aus Ihrem inneren Gleichgewicht bringt.

Solche Wiegeexperimente geben oft auch Aufschluß darüber, ob und was Sie recht schnell und/oder nachhaltig aus dem Gleichgewicht bringen kann. Bauchmenschen werden übrigens meiner Erfahrung nach nicht so schnell aus ihrer individuellen Balance gebracht.

Experimente mit Gedanken

Nach dem gleichen Schema können Sie ausprobieren, ob bestimmte Gedanken und Gefühle Ihr Gleichgewicht beeinflussen oder nicht. Der äußere Ablauf ist der gleiche wie zuvor beschrieben.

Sie können sich entweder rein gedanklich und gefühlsmäßig auf etwas einstellen.

Sie können den Gedanken oder das Gefühl aber auch auf einen Zettel schreiben, den Sie mit beiden Händen vor sich halten oder an eine Wand vor sich kleben; Sie können den Zettel aber auch in eine Tasche oder unter den Gürtel stecken.

- Denken Sie intensiv an eine bestimmte Person, die Ihnen nahesteht (Partner/in, Kinder, Eltern, Freunde, oder auch Menschen, die Ihnen nicht sympathisch sind).
- Denken Sie an eine bestimmte Situation aus der Vergangenheit oder in der Zukunft, fühlen Sie sich richtig tief in diese Situation hinein.

Vergleichen Sie das Ergebnis dieses Experiments wieder mit den Ergebnissen Ihrer Messungen ohne jede

Einstellung auf etwas und ohne Testmittel. Sie werden herausfinden, ob bestimmte Menschen oder Situationen Sie in Ihrem Gleichgewicht bestärken, oder ob Sie eher durch Gedanken und Gefühle, die mit diesen Menschen und Situationen zusammenhängen, aus der relativen inneren Balance geraten.

5
Erkennungsmerkmale der drei Menschentypen

Die Aufteilung in zwei oder drei Menschentypen kann ebensowenig die ganze Wirklichkeit widerspiegeln wie jede andere Typisierung – und dennoch ist sie zumindest als Einstieg in ein neues Thema der Selbsterkenntnis recht brauchbar. Denken Sie zum Beispiel an die Typenlehre nach HIPPOKRATES. Da gibt es vier Temperamente: den Sanguiniker, den Phlegmatiker, den Melancholiker und den Choleriker. Wenn ein Ihnen Unbekannter nun als Sanguiniker oder Choleriker beschrieben wird, dann können Sie sich durchaus ein erstes Bild von diesem Menschen machen.

So dient auch die Einteilung von Menschen in zwei polare Typen – den Bauchmenschen und den Kopfmenschen – sowie die Beschreibung eines dritten Typus, der »in der Mitte« zwischen diesen beiden Polen ist, zunächst einmal einfach dazu, besser zu erkennen und zu erfahren: Verhalte ich mich entsprechend einem bestimmten Typus? Zeigt mein Partner spezifische Merkmale? Reagiere ich in gewissen Situationen nach einem scheinbar festgelegten Schema? Folgt mein Kind, wenn es krank ist, einem Muster?

Es handelt sich dabei nicht um endgültige Festlegungen, sondern um erste und wichtige Anhaltspunkte, um sich selbst und andere zu beobachten, besser zu verstehen und harmonischer miteinander umgehen zu können. Es geht darum, zunächst bestimmte Muster zu erkennen, und dann zu überlegen, ob und inwieweit diese Muster unseren Umgang mit Gesundheit und Krankheit bestimmen, ob und inwieweit sie auf unsere zwischenmenschlichen Beziehungen Einfluß haben.

Der Bauchmensch

Eine Typologie: Wesensmerkmale, Verhaltensmuster, Einstellung zu und Umgang mit Gesundheit, Krankheit und Unter- beziehungsweise Überforderung

Der Bauchmensch wirkt auf Anhieb sympathisch. Er kommt gut mit anderen Menschen aus, hat keine Probleme, Kontakte zu knüpfen und zu kommunizieren. Mit einem Bauchmenschen wird es selten langweilig; auf Festen läuft ohne die Anwesenheit von Bauchmenschen nur wenig.

Bauchmenschen gehen mit der Gesundheit anderer Menschen sorgfältig um; sie kümmern sich und sind achtsam. Dabei geht es ihnen vor allem um die Symptome.

Eigene Gesundheitsprobleme schieben Bauchmenschen gern erst einmal weg, weil Krankheitssymptome sie »nerven« und »unbequem« sind – wie mir solche Patienten immer wieder berichten. Bauchmenschen suchen sich lieber irgendeine Ablenkung, um sich nicht mit ihrer eigenen Gesundheit befassen zu müssen. Sie kurieren im Krankheitsfall lieber die Symptome, weil es ihnen zu anstrengend erscheint, nach den Ursachen zu suchen.

Bauchmenschen haben zwar oft das Gefühl, sich selbst zu überfordern, tun es meistens aber gar nicht.

Bei Bauchmenschen überwiegt die Funktion der rechten Gehirnhälfte: Sie sind vor allem »Yin«, empfindsam, intuitiv, empfänglich, kreativ.

Die folgende Aufstellung nennt charakteristische Merkmale des typischen Bauchmenschen, die nach meiner Praxiserfahrung fast immer zu finden sind.

- Bauchmenschen sind Egoisten. Ich verstehe dieses Wort in diesem Zusammenhang nicht negativ – Egoismus kann die Energie für eine gesunde Selbstbehauptung und Selbstverwirklichung darstellen.
- Bauchmenschen spüren den eigenen Körper und die eigene Person, sie empfinden sich als getrennt von den anderen Menschen um sie herum. Sie begreifen sich als Individualisten, als Einzelgänger.
- Bauchmenschen sind nicht gern Teil einer Gruppe, es sei denn, sie sind der Anführer.
- Bauchmenschen nehmen sich selbst sehr wichtig, auf jeden Fall wichtiger als andere.
- Bauchmenschen betrachten andere Menschen, ohne sich in sie einzufühlen oder gefühlsmäßig Anteil zu nehmen. Dadurch wirken sie oberflächlich betrachtet teilnahmslos oder brutal.

- o Bauchmenschen sind risikofreudig; sie verstehen sich als Abenteurer und »Spieler«; sie können durchaus auch »leichtsinnig« sein.
- o Bauchmenschen haben Probleme damit, Zuneigung und Liebe anzunehmen.
- o Bauchmenschen zeigen ungern Schwächen.
- o Bauchmenschen sind geborene Schauspieler, sie sind Genießer.
- o Bauchmenschen wollen unbedingt die Kontrolle über alles behalten, zumindest über alles, was sie selbst direkt und unmittelbar angeht.
- o Bauchmenschen übernehmen ungern Verantwortung, wenn nicht sie selbst die dafür notwendigen Entscheidungen treffen können.
- o Bauchmenschen sind Kämpfer; sie sind direkt, einsatzfreudig und aggressiv (was ebenfalls keineswegs negativ sein muß).
- o Bauchmenschen sind neugierig und ungeduldig.
- o Bei Bauchmenschen übernimmt der »Sympathikus« die Führung. Der Sympathikus ist Teil des vegetativen Nervensystems; er reguliert die Funktionen des Organismus bei Gefahr, Arbeitsbereitschaft und anderes.
- o Bauchmenschen sind eher extrovertiert und kreativ tätig.
- o Bauchmenschen versuchen, Lebensumstände, die ihnen nicht zusagen, aktiv zu verändern.

- Bauchmenschen werden von innen gesteuert; sie richten sich weniger danach, welche Einflüsse von außen auf sie wirken.
- Bauchmenschen sammeln ihre Energie und setzen sie gezielt ein.
- Bauchmenschen sind »Lebenskünstler« und nehmen das Leben eher leicht; sie neigen dazu, unangenehme Gefühle zu vermeiden.
- Bauchmenschen sind sehr stabil, selbstsicher, willensstark und neigen dazu, andere zu manipulieren (oder sie mit Charme »einzuwickeln«).
- Bauchmenschen sind intuitiv, gespannt, und sie betrachten die Dinge ganzheitlich.
- Bauchmenschen suchen die Gründe für Probleme zuerst außerhalb ihrer selbst.
- Bauchmenschen haben ein eigentümliches – gestörtes? – Verhältnis zu Meßwerten und Normen: Wenn ihnen Meßwerte (Gewicht, Blutdruck, Cholesterin etc.) – soweit sie für sie persönlich eine Rolle spielen – nicht gefallen, deuten sie diese Werte um oder tun so, als würden diese Werte für sie nicht gelten; manchmal verdrängen Sie die Existenz dieser Werte völlig.
- Bauchmenschen haben Schwierigkeiten, loszulassen (Menschen, Projekte, Gewohnheiten, Verhaltensmuster).
- Bauchmenschen sind häufig inkonsequent.

- o Bauchmenschen agieren und reagieren subjektiv. Sie planen viel und versuchen, ihre Vorstellungen auch durchzusetzen.
- o Bauchmenschen neigen dazu, ihre Persönlichkeitsmuster auf andere zu übertragen.
- o Bauchmenschen möchten gern die ideale Welt schaffen.
- o Wenn Bauchmenschen zum Arzt kommen, akzeptieren sie alles, solange sie im Sprechzimmer sitzen und solange ihnen der Rat gefällt. Wenn sie dann wieder draußen sind, fühlen sie sich selbstsicher genug, Therapieform und Arzneimitteldosierung in die eigenen Hände zu nehmen.
- o Bauchmenschen meinen, daß Krankheiten, die »von allein« kommen, auch von allein wieder gehen. Sie nehmen die Symptome nicht wichtig genug und suchen nicht nach Ursachen, weil sie an der Überzeugung festhalten, daß sich die Leiden von selbst auflösen.
- o Bauchmenschen haben eher Angst vor dem Sterben.

Der Bauchmensch als Patient

Der Bauchmensch kann als Patient sehr gut über seine Krankheiten sprechen, die Vorgeschichte (Anamnese), die zur Krankheit geführt hat, ausführlich und gründlich darstellen und die Symptome genau beschreiben. Bauchmenschen »jammern« aber auch mehr über ihre Krankheit. Sie haben jedoch Mühe damit, die Behandlungsvorschläge und die Arzneimittelanweisungen anzunehmen. Statt dessen ziehen sie es oft vor, sich ihre eigenen Therapien und Medikamentengaben zusammenzusuchen. Das führt zu einer Vielzahl von Versuchen mit immer wieder wechselnden Mitteln und Methoden. Der Bauchmensch will es selbst besser machen als die medizinischen Betreuer, die er aber nach wie vor gern und häufig aufsucht.

Bauchmenschen haben das Gefühl, daß sie am besten mit Beschwerden und Leiden zurechtkommen, wenn sie ununterbrochen irgend etwas unternehmen.

Wenn ein Bauchmensch in der Familie krank wird, sollte man sein »Stöhnen« über Beschwerden nicht allzu ernst nehmen und sich dadurch nicht gleich zu einer hektischen Aktivität veranlaßt sehen. Bauchmenschen fühlen sich besser, wenn sie überschüssige Energie durch Stöhnen oder Seufzen ablassen können.

Der Kopfmensch

Eine Typologie: Wesensmerkmale, Verhaltensmuster, Einstellung zu und Umgang mit Gesundheit, Krankheit und Unter- beziehungsweise Überforderung

Kopfmenschen wirken auf den ersten Blick zurückhaltend und in sich zurückgezogen. Man findet nicht ohne weiteres Zugang zu gemeinsam interessierenden Gesprächsthemen – sie reden nur, wenn sie von der Richtigkeit dessen, was sie sagen, wirklich überzeugt sind. Im Zusammenleben mit anderen kümmert sich der Kopfmensch intensiv um die Belange aller. Er denkt für andere mit. Deshalb wirkt er so, als wolle er andere Menschen manipulieren.

Krankheit anderer Menschen nimmt der Kopfmensch sehr ernst, weniger in bezug auf die Symptome als in bezug auf die Ursachen.

Mit eigener Krankheit hat ein Kopfmensch Probleme, weil er sein ohnehin schwach entwickeltes Selbstwertgefühl in Frage gestellt sieht. Er wagt es nicht, krank zu werden, um andere Menschen dadurch nicht zu belasten.

Ein Kopfmensch neigt dazu, sich zu überfordern, weil er seine körperlichen Grenzen nicht richtig einschätzen und akzeptieren kann.

Bei Kopfmenschen dominiert die linke Gehirnhälfte; sie sind also vor allem »Yang«, vernünftig, überlegt.

- Kopfmenschen können sich gut in andere Menschen hineinversetzen; deren Leid und Schmerz spüren sie auch in sich selbst.
- Kopfmenschen spüren sich selbst dagegen wenig oder gar nicht.
- Kopfmenschen werden in bezug auf sich selbst vom Denken beherrscht, in bezug auf andere von ihrem Mitgefühl.
- Kopfmenschen fühlen sich in Gruppen besser aufgehoben als allein – und dennoch fühlen sie sich oft von der Welt abgetrennt.
- Kopfmenschen haben ein geringes Selbstwertgefühl und sind sehr unsicher; das versuchen sie oft zu kaschieren (als Kinder zum Beispiel mit »Dickköpfigkeit«).
- Kopfmenschen nehmen andere Menschen wichtiger als sich selbst, schätzen andere als wichtiger ein.
- Kopfmenschen hegen einen sehr intensiven Bezug zu Wahrheit und Ehrlichkeit.
- Kopfmenschen wirken eher langweilig und unnahbar.

- Kopfmenschen scheuen das Risiko; Kontrolle, Macht und Einfluß zu haben und auszuüben, macht ihnen eher angst.
- Kopfmenschen machen sich – von außen betrachtet – das Leben anstrengender, als es notwendig scheint. Sie selbst sehen das anders – für sie ist ihr Zugang der einzig mögliche.
- Kopfmenschen werden von außen gesteuert – von anderen Menschen und deren Energien und Erwartungen.
- Kopfmenschen sind ruhig, ausgeglichen und zufrieden. Motor ihrer Aktivität und Veränderung sind andere Menschen, in deren Unruhe und Drang nach Veränderung sie sich einfühlen. Diese Energie löst der Kopfmensch dann durch eigenes, aber eben von außen angestoßenes Tun auf, um zu seiner inneren Balance zurückzufinden.
- Kopfmenschen sind eher schwermütig und grübeln viel.
- Kopfmenschen nehmen das Leben, wie es ist, anstatt sich um eine Veränderung der Umstände zu bemühen. Da sie von außen gesteuert sind, ist es ihnen nicht möglich, anders zu handeln.
- Kopfmenschen treten eher die Flucht nach innen an, anstatt gegen äußere Bedingungen zu kämpfen.

- Kopfmenschen verlieren leicht ihr inneres Gleichgewicht, wenn sie durch ihre Außenwelt in Frage gestellt werden.
- Kopfmenschen *re*agieren eher als zu agieren.
- Kopfmenschen probieren selten Neues aus, spielen ungern und sind mit allem leicht zufriedenzustellen.
- Kopfmenschen fehlt ein Hang zur Neugier; mit Chaos können sie nur schlecht umgehen.
- Kopfmenschen versuchen Probleme zuerst dadurch zu lösen, daß sie bei sich selbst nach den Ursachen dafür suchen.
- Kopfmenschen bemühen sich, ihre eigenen Unzulänglichkeiten zu besprechen und zu ergründen. Sie kennen sich selbst sehr gut.
- Kopfmenschen gelangen über die Fremderkenntnis zur Selbsterkenntnis.
- Bei Kopfmenschen übernimmt der Parasympathikus die Führung; der Parasympathikus ist der »Gegenspieler« des Sympathikus und bewirkt die Schonung des Organismus sowie die Wiederherstellung der Leistungsfähigkeit durch Anregung der Verdauung.
- Kopfmenschen sind Menschen, die dazu neigen, auch unter erheblicher Streßbelastung und nervlicher Anspannung zu »funktionieren«.
- Kopfmenschen beherrschen die »Kunst des Leidens« ausgesprochen gut; sie sind geduldig.

- Kopfmenschen sind eher logisch, entspannt, und sie betrachten die Dinge analytisch nacheinander.
- Kopfmenschen sind konsequent und objektiv.
- Kopfmenschen planen wenig (weil sie nicht daran glauben, ihre Pläne auch durchsetzen zu können).
- Kopfmenschen kennen den Weg, der sie zum Heil führt; sie können ihn aber aus Kraftmangel nicht beschreiten.
- Kopfmenschen haben Probleme, anderen etwas zu geben, aus Angst, es sei vielleicht »nicht gut genug«.
- Kopfmenschen haben Schwierigkeiten, festzuhalten; es fehlt ihnen oft die Kraft dazu.
- Kopfmenschen haben mit Meßwerten und Normen keine Probleme; sie halten sich an Vorgaben.
- Wenn Kopfmenschen zum Arzt gehen, folgen sie den Behandlungsvorschlägen und Medikamentenanordnungen.
- Bei Kopfmenschen lösen körperliche Krankheitssymptome oft massive Angstzustände aus.
- Kopfmenschen haben eher Angst vor dem Leben.

Der Kopfmensch als Patient

Der Kopfmensch geht ungern zum Arzt. Er weiß nie so genau, was er hat oder woran er leidet. Bei der Ermittlung der Vorgeschichte vergißt er leicht die Hälfte.

Er leidet eher still vor sich hin, bis es gar nicht mehr geht. Wenn er dann scheinbar ohne Vorwarnung in sich zusammenfällt, ist seine Umwelt oft unfähig, die Situation einzuschätzen und angemessen zu reagieren.

Der Kopfmensch kennt sich mit seinem Körper nicht recht aus; er betrachtet ihn fast als eine Maschine, die zu »funktionieren« hat.

Der Kopfmensch hält sich eisern an die Anweisungen des Therapeuten, sogar dann, wenn er während der Behandlung deutlich eine Verschlechterung seines Zustandes spürt.

Wenn der Kopfmensch krank wird, sollte man sich eingehend um ihn kümmern, auch wenn er seine Beschwerden vielleicht herunterspielt und die Symptome nicht so schwerwiegend erscheinen mögen.

Der Herzmensch

Eine Typologie: Wesensmerkmale, Verhaltensmuster, Einstellung zu und Umgang mit Gesundheit, Krankheit und Unter- beziehungsweise Überforderung

Der Herzmensch befindet sich in Harmonie mit sich und seiner Umwelt. Zwischen seinem inneren und seinem äußeren Gleichgewicht besteht ein fruchtbares Wechselspiel. Er bewegt andere und läßt sich durch andere bewegen. Er hat keine Probleme damit, anzunehmen und abzugeben.

Energie kann frei durch ihn hindurchfließen; der Herzmensch kann sich in die natürliche Vollatmung einlassen. Je nach Situation gibt es bei ihm kurzfristig einen höheren oder niedrigeren Blutdruck und Pulsschlag, der sich dann aber immer wieder auf sein harmonisches Normalmaß einpendelt.

Der Herzmensch ist herzlich mit sich selbst und anderen. Er ist vorurteilsfrei in bezug auf sich und die Umwelt. Er ist sich seiner ureigenen Aufgaben und Fähigkeiten bewußt, schätzt deshalb seine »Einzigartigkeit« – sieht die gleiche Einzigartigkeit aber auch bei allen Menschen, selbst wenn diese sie noch nicht erkannt haben. Er hat einen natürlichen, individuell bestimmten Ausgleich zwischen Anspannung und Entspannung, zwischen Aktivität und Passivität gefunden. Deshalb fühlt er sich selten unter- oder überfordert.

Der Herzmensch kennt sein Kräftepotential und weiß seine Energien bewußt und effektiv einzusetzen. Er ist nicht dogmatisch festgelegt, sondern bleibt offen für Neues. Er baut auf Grundwerten auf, ohne diese zu verabsolutieren.

Jeder Mensch ist der Dynamik seiner Entwicklung entsprechend auf seinem ganz eigenen Weg zum Herzmenschen, gleich, von welcher Station aus er am Beginn seines Lebens startet. Es bleibt seinem persönlichen inneren Lebensplan überlassen, wie schnell oder langsam, wie anscheinend unmittelbar oder auf vermeintlichen Umwegen er dorthin gelangt.

Die hohe Kunst des Heilens besteht darin, das Lebensmuster und die spezifischen Aufgaben eines Menschen zu erfassen und dem Patienten im Rahmen seiner eigenen Entwicklungsdynamik zu helfen, auf diesem Weg einen Schritt weiterzukommen.

Der Herzmensch ist nun nicht etwa der »ideale Mensch«. Aber er ist ein bewußt lebender Mensch, der aufgrund von Lebenserfahrung seine eigenen Grenzen kennengelernt hat, ohne sich durch sie einengen zu lassen; der mit Verständnis für eigene und anderer Menschen Schwächen handelt; der weiß, wann und wie er in welchen Situationen bestimmte Persönlichkeitskräfte einsetzen kann.

Im günstigen Fall ist er ein Mensch, der einen persönlichen Bezug zu seiner höheren, spirituellen Natur gefunden hat, um die Existenz geistiger Kräfte weiß und sich für die Botschaften seiner Seele öffnet.

Der Herzmensch als Patient

Der Mensch mit ausgeprägten Herzensmerkmalen sieht eine ordentliche Gesundheit als wichtige Grundlage eines schöpferischen Lebens an und achtet deshalb auf eine bewußte Lebensführung bei Ernährung und Verhalten.

Er schenkt seinem körperlichen Wohlbefinden keine übertriebene Aufmerksamkeit, sondern gibt dem seelischen Wohlsein den Vorrang. Er nimmt kleinere Gesundheitsbeschwerden gelassen hin und unternimmt dann medizinisch das, was üblich ist.

Wenn er mit ernsteren Krankheiten konfrontiert wird, zeigt er sich bereit, nach den Ursachen zu suchen und sein Verhalten entsprechend zu verändern. Er befolgt die medizinisch angezeigten Therapien im großen und ganzen, ohne sich jedoch sklavisch an Einzelheiten festzuklammern.

Vor allem versteht er es, auch unter schwierigen Umständen seinen Humor nicht zu verlieren und die Verbindung zur Seele, aus der er aktive Lebensfreude schöpft, nicht zu verschütten oder abreißen zu lassen.

Da der Herzmensch sich selbst ganz gut einzuschätzen weiß, kommt er Gründen für Disharmonien und einem zeitweiligen Ungleichgewicht rasch auf die Spur und findet dann auch meist sinnvolle Lösungen.

Er hat keine Angst vor Krankheit mehr – was er früher, als er noch Kopf- oder Bauchmensch war, vielleicht kannte – und kann deshalb mit eigenen und fremden Krankheiten gelöster und dadurch konstruktiver umgehen.

Körperfunktionen und Organe, die im Verlauf seiner Entwicklung zum Herzmenschen gelitten haben, kann er in seinem neuen Gleichgewicht recht gut revitalisieren. Auch Überbleibsel alter seelischer Muster wie Ängste und unnötige Sorgen vermag er aufzulösen.

Kraft, Spannung und Widerstand

In der Physik kennen wir Zusammenhänge zwischen Stromstärke (Ampere), Stromspannung (Volt) und Stromwiderstand (Ohm). Es scheint mir interessant zu untersuchen, ob es analoge Zusammenhänge zwischen der Stärke eines Menschen, seiner Spannung und seinem Widerstand gibt.

Die folgenden Überlegungen erheben keinerlei Anspruch darauf, eine überprüfte und erprobte Theorie widerzuspiegeln. Sie sollen vielmehr dazu dienen, weitere Aspekte unserer dreifachen Typisierung aus einem neuen Blickwinkel zu beleuchten.

- Menschen verfügen über eine bestimmte Stärke, eine Kraft oder Energie, auf allen Ebenen ihres Seins. Die Ausstrahlung einer Persönlichkeit, ihr Charisma, die Kraft ihres Willens und die körperliche Kraft gehören dazu.
- Die Spannung eines Menschen drückt sich zum Beispiel in seinem Muskeltonus (der Muskelspannung) aus, aber auch in seiner geistigen Wachheit, seiner bewußten Aufmerksamkeit und direkten Zuwendung.

- Widerstand spüren wir meist auf der psychischen Ebene, in Beziehungen zu anderen Menschen, in Reaktionen auf Ereignisse, Situationen und Verhaltensmuster. Widerstand kann aber auch unmittelbar physisch spürbar werden durch Beklemmung am Herzen oder Druck im Bauch.

Bauchmensch und Kraft

Der Bauchmensch hat eine große Portion Kraft mitbekommen, die er selbstsicher einsetzt. Kopfmenschen empfinden seine Kraft eher als erdrückend und meinen, daß er über zuviel Kraft verfügt, die er zuwenig bedacht einbringt. Der Bauchmensch selbst sieht das natürlich nicht so, sondern glaubt, daß er mit seiner enthusiastisch genutzten Kraft viel Gutes und Wichtiges bewegen kann. Der Bauchmensch spürt keinen großen Verlust an Kraft, auch wenn er sie für Dinge vergeudet hat, die sich nicht bewähren.

Bauchmensch und Spannung

Der Bauchmensch sucht nach Spannung und immer mehr Spannung. Das ist für ihn ein »Lebenselixier«, eine starke Triebkraft und Lebensmotivation. Der Bauchmensch ist auf immer neue Reize erpicht, um das Leben weiterhin aufregend zu gestalten – vor allem dann, wenn nach einer gewissen Zeit durch

Gewöhnungseffekte ein Nachlassen der anfänglichen Spannung bemerkbar wird.

Der Bauchmensch jagt solchen Anreizen so lange nach, bis er durch eine gravierende Krankheit oder äußere Ereignisse erkennt, daß sein hoher und inzwischen vielleicht übersteigerter Grad an Spannung auf die Dauer zerstörerisch wirkt. Wenn es dann (gesundheitlich) nicht zu spät ist, arbeitet er an sich und ändert sich.

Durch solche Einschnitte schaltet der Bauchmensch um und aktiviert seine linke Gehirnhälfte, um Ausgleich, Distanz und Beruhigung zu finden. Damit entwickelt er sich hin zum Herzmenschen.

Obwohl grundsätzlich alle Krankheiten von allen Menschentypen erfahren werden können, sind manche doch recht charakteristisch für den Bauchmenschen. So können wir neben anderen Schlaganfall, Herzinfarkt, das Platzen von Blutgefäßen und Muskelrisse zu den typischen »Spannungskrankheiten« zählen.

Bauchmensch und Widerstand

Wenn der Bauchmensch in sich ausgeglichen ist und Stärke und Spannung im richtigen Verhältnis zueinander stehen, dann ist der Widerstand nahe Null – existiert also praktisch nicht.

Der Bauchmensch betrachtet psychische Widerstände – wenn sie denn auftauchen und er sie überhaupt wahrnimmt – nicht als sein eigenes inneres Problem, sondern als Ausdruck einer äußeren Unordnung, die er durch aktive Veränderung einzudämmen versucht.

Widerstand nimmt der Bauchmensch nicht wirklich ernst, zum Teil versteht er ihn gar nicht; er versucht, ihn mit noch mehr Energieeinsatz zu überspielen oder durch Lebensfreude aufzuheben – oder er verdrängt ihn einfach.

Kopfmensch und Kraft

Der Kopfmensch hat objektiv weniger Kraft als der vergleichbare Bauchmensch. Das versucht der Kopfmensch auszugleichen, indem er die vorhandene Kraft umsichtig, gezielt und ökonomisch einsetzt. Auf den Bauchmenschen wirkt der Kopfmensch trotz seines geringeren Kraftpotentials aktiv. Sich selbst betrachtet der Kopfmensch allerdings als eher kraftlos – weil er sich selbst nüchterner einschätzt und den Vergleich zum Bauchmenschen objektiver zieht als dieser.

Kopfmensch und Spannung

Kopfmenschen können Spannungen ausgesprochen schlecht ertragen. Sie versuchen, Spannungszustände, die sie als überhöht erleben, so schnell wie möglich auszugleichen.

Es fällt Kopfmenschen schwer, mit Spannungen umzugehen, weil sie diese unmittelbar als körperliche Schmerzen erleben.

Die psychosomatische Widerstandsfähigkeit des Kopfmenschen ist gering; er kann sich gegen äußere Einflüsse nicht genügend abschirmen. Letztendlich ist er zu »durchlässig«. Da er zur Gruppe, Gemeinschaft oder Gesellschaft »dazugehören« will, fängt der Kopfmensch viel von dem auf, was um ihn herum geschieht. Dabei differenziert er nicht, was ihn unmittelbar betrifft und was nicht.

Kopfmensch und Widerstand

Der Kopfmensch erlebt in sich große Widerstände, weil seine Eigenstärke und -spannung schwach sind und er alles, was »von draußen« auf ihn einwirkt, zunächst einmal in sich »hineinfrißt«. Er empfindet es als seine Aufgabe, die vielen Probleme der Außenwelt in sich zu lösen.

Widerstand in jeglicher Form stellt das Lebenselixier des Kopfmenschen dar. Die Einsicht: »Wer lebt, leidet« wird dann zum Motto: »Wer leidet, lebt!« Durch die Annahme der Herausforderung, durch das Eingehen auf Probleme beweist sich der Kopfmensch täglich neu, daß er sich dem Leben stellt.

Im übrigen erwartet der Kopfmensch geradezu, daß es Widerstände gibt – eben weil er einen Mangel an Kraft und Selbstvertrauen spürt.

Ganz interessant scheint mir eine Testreihe zu sein, die ich mit der Fußballmannschaft des Nachbarorts durchführte. Zunächst machte ich den Waagentest, um herauszufinden, wer von den Spielern ein Bauch- und wer ein Kopfmensch ist, und wie deutlich sich die jeweilige Dominanz der entsprechenden Gehirnhälfte im Gewichtsunterschied niederschlägt.

Dann wog ich die Spieler immer vor und nach ihrem Training. Bei manchen Spielern veränderte sich das Meßergebnis nicht, bei einigen wurde die bisherige Dominanz noch ausgeprägter, und bei einigen wenigen kam es sogar zu einer Umpolung der Dominanz.

Das Erstaunliche war nun, daß jene Spieler, deren Dominanz sich im Verlauf des Trainings deutlich verstärkte oder tatsächlich zur gegenseitigen Gehirnhälfte umkehrte, sich praktisch voraussehbar verletzten! Das wurde mir nach einem viermaligen Meßzyklus so unheimlich, daß ich mit den Tests aufhörte.

Folgerungen für ein ganzheitliches Therapiekonzept

Daß bei Krankheit nicht nur die Symptome zu behandeln, sondern auch nach den Ursachen zu forschen und diese möglichst aufzulösen sind, ist inzwischen allgemein anerkannter Grundsatz. Noch nicht so verbreitet ist die Einsicht, daß die Vorgehensweisen und Behandlungsmethoden sich nicht allein nach dem äußeren Krankheitsbild richten, sondern den Menschen und seine typspezifischen Merkmale in den Vordergrund der Betrachtung stellen sollten. Dr. EDWARD BACH hat darauf hingewiesen, daß die neue Ganzheitsmedizin nicht mehr die Krankheiten behandelt, sondern den Menschen wieder in seine naturgegebene und in ihm angelegte Harmonie führt.

Die Kenntnis von den polaren Typen Bauchmensch und Kopfmensch und deren Verhaltensweisen, Neigungen und Mustern erleichtert den Zugang zum Menschen.

Der Therapeut sollte mit einem Kopfmensch-Patienten sehr sensibel umgehen, es vermeiden, ihm angst zu machen, und ihn vor allem ernst nehmen in seinen (spärlichen) Beschreibungen von Schmerzen und Beschwerden. Der Kopfmensch braucht mehr und genauere Erklärungen, damit er sich innerlich besser auf die eigene Mitarbeit an der Heilung und auf den Genesungsprozeß einstellen kann.

Wenn die Therapie nicht so verläuft, wie der Behandler es erwartet, weil der Patient vielleicht nicht genau nach Vorschrift handelt, so sollte der Therapeut beim Kopfmensch-Patienten Nachsicht üben. Er darf davon ausgehen, daß sich der Kopfmensch so gewissenhaft wie nur möglich darum bemüht, alles »richtig« zu machen.

Beim Kopfmenschen sollte man sich eher auf eine längere Therapiedauer einstellen und das nicht als negativ ansehen.

Dem Bauchmenschen muß der Behandler schon recht massiv erklären, worum es sich bei Ursachen und Therapie der Beschwerden handelt, damit dieser die Problematik überhaupt ernst genug nimmt und sich mehr als sonst gehalten fühlt, sinnvollen Behandlungsanweisungen auch wirklich zu folgen.

Für die Therapie braucht der Bauchmensch exakte »Vorschriften«, damit die Chance besteht, daß er zumindest einen guten Teil davon auch durchführt.

Die Behandlungsdauer kann für den Bauchmenschen gar nicht kurz genug sein, also muß der Therapeut darauf achten, daß dieser Patient keine völlig unrealistischen Erwartungen an den Heilungsprozeß hat.

Sind Sie ein Bauch-, Kopf- oder Herzmensch? Hilfen zur Ermittlung von typischen Merkmalen

Mit Hilfe der nachstehenden Tabelle können Sie selbst feststellen, welcher Menschentyp Sie sind. Machen Sie jeweils dort ein Kreuz oder einen Punkt, wo ein Merkmal für Sie zutrifft. Ein Beispiel: Wenn Sie sich selbst für stark extrovertiert halten, dann machen Sie das Kreuz in der ersten Zeile der Tabelle im Kästchen ganz links; wenn Sie sich eher für mittelmäßig introvertiert halten, machen Sie das Kreuz im zweiten Kästchen von rechts.

Achtung: Unter Streß kann sich unser Verhaltensmuster genau umkehren; bewerten Sie sich also nach Normalsituationen.

Vielleicht wollen Sie auch Ihre/n Partner/in bitten, die Fragen für Sie zu beantworten, weil er/sie Sie besser einschätzen kann als Sie selbst?

Merkmale	stark	mittel	aus-gewogen	mittel	stark	Merkmale
Extrovertiert						Introvertiert
Starkes Ich						Schwaches Ich
Ungeduldig						Geduldig
Viel Energie						Wenig Energie
Impulsiv						Bedacht
Selbstsicher						Zweifelnd
Hohe Spannung						Geringe Spannung
Erneuernd						Bewahrend
Beeinflussend						Beeinflußbar
Aufbau						Festigung
Gefühls-entscheidungen						Vernunft-entscheidungen
Willensstark						Willensschwach
Risikofreudig						Auf Sicherheit bedacht
Widerstand						Anpassung
Kontroll-bedürfnis						Vertrauens-seligkeit
Leichtigkeit						Anstrengung
Chaostoleranz						Ordnungsliebe
Geringes Schlafbedürfnis						Hohes Schlafbedürfnis
Bereitschaft zu geben						Fähigkeit anzunehmen
Führungs-anspruch						Gemeinschafts-sinn

Verbinden Sie nun die Kreuze mit einer Linie, die dann von oben nach unten läuft. Wenn diese Linie vorwiegend in der linken Hälfte der Tabelle verläuft, spricht vieles dafür, daß Sie ein Bauchmensch sind. Wenn die Linie mehr rechts verläuft, scheinen Sie eher ein Kopfmensch zu sein. Verläuft die Linie vor allem in der Mitte der Tabelle, sind Sie auf dem Weg zum Herzmenschen. Wenn die Linie im Zickzack mal nach links und mal nach rechts fährt, sind Sie ein Mensch, der aktiv dabei ist, sich selbst zu suchen.

Sie finden einen weiteren Vordruck, den Sie leicht kopieren können, am Schluß dieses Buches.

Manche Menschen sehen sogar in den Gesichtszügen, also aufgrund der Physiognomie, ob jemand ein Bauch-, Kopf- oder Herzmensch ist. Jene Gesichtshälfte, die wacher, lebendiger, deutlicher und energiegeladener ist und mehr »strahlt«, zeigt an, daß die dazugehörige, gegenüberliegende Gehirnhälfte dominanter ist. Wenn also die linke Gesichtshälfte lebendiger ist, dann handelt es sich eher um einen Bauchmenschen; ist die rechte Seite die »strahlende«, deutet das auf einen Kopfmenschen hin.

Probieren Sie es einmal aus: Stellen Sie sich vor einen Spiegel und decken Sie mit einem Blatt jeweils eine Gesichtshälfte ab.

6
Bauchmensch und Kopfmensch in Beziehungsmustern
Die vier Grundstrukturen in ihrem Verhältnis zueinander

Die überwiegende Mehrzahl der Menschen – egal, ob Mann oder Frau – läßt sich den Kopfmenschen oder den Bauchmenschen zuordnen. Welche charakteristischen Merkmale diese Haupttypen in ihren zwischenmenschlichen Beziehungen, Partnerschaften, Eltern-Kind-Beziehungen, im Berufsleben aufweisen, wollen wir im folgenden genauer untersuchen.

Die Kopfmensch-Frau

Diese Frau ist besonders offen – im Denken, in der Wahrnehmung, im Eingehen auf Menschen. Sie ist sehr liebevoll im Umgang mit anderen.

Die Frau als Kopfmensch erfüllt das althergebrachte Bild und die gängigen Erwartungen der Gesellschaft an eine Frau. Da ist die Frau für die Familie zuständig, kümmert sich um die Kinder und sorgt für das allgemeine Wohlergehen des Mannes. Sie paßt sich also der Gesellschaft und der Umgebung an, in der sie lebt.

Da sie als Kopfmensch ohnehin zunächst an die anderen und dann erst an sich selbst denkt, fällt es ihr nicht schwer, dieses Rollenspiel auszufüllen. Um so schwieriger ist es für sie, sich selbst zu verwirklichen, ihre eigenen Ziele herauszufinden und eigene Wege dorthin auszuprobieren.

Bei ihrer Selbstverwirklichung muß sich die Kopfmensch-Frau zwei Aufgaben widmen: Sie sollte sich von den Erwartungen der Umwelt an ihre Rolle als Frau lösen und gleichzeitig ihre rechte, intuitive, empfindsame Gehirnhälfte aktivieren.

Die Bauchmensch-Frau

Diese Frau steckt voller Energie und Lebensfreude; sie kann sich für ihre Familie kämpferisch einsetzen.

Die Frau als Bauchmensch hat mehr Schwierigkeiten mit sich selbst als mit ihrer Umwelt. Diese Frau scheint es in der Gesellschaft heutzutage oft leichter zu haben, weil im Zuge der Emanzipation selbstbewußte und energische Frauen eher ihren Weg machen. Noch immer gibt es zwar große Hemmnisse für Frauen, in »Machtpositionen« aufzusteigen, aber die Gesellschaft ist doch wesentlich offener geworden.

Die Bauchmensch-Frau könnte sehr viel mehr in der Gesellschaft für andere bewirken – sie hat die Kraft und das Durchsetzungsvermögen dazu –, zieht sich jedoch häufig auf die Verwirklichung des eigenen Glücks zurück.

Die Bauchmensch-Frau hat oft Probleme damit, Leiden anzunehmen, sie zu durchleben und sich mit den Ursachen dafür bewußt auseinanderzusetzen. Sie sollte sich bemühen, andere Menschen, ihr Wesen und ihre Verhaltensweisen so zu akzeptieren, wie sie sind, und von ihnen zu lernen.

Der Kopfmensch-Mann

Dieser Mann nimmt aktiv Anteil an seiner Umwelt, er bringt sich selbst ein. Als Vater kümmert er sich intensiv um die Familienbelange. Er ist gewissenhaft, ordentlich, pünktlich und häuslich.

Der Mann als Kopfmensch entspricht nicht den gesellschaftlichen Klischees von einem »starken« Mann. Er ist kein Kämpfer und hegt keine großen Ambitionen, sich und seine Ziele um jeden Preis durchzusetzen. Man kann mit ihm sehr gut zusammenarbeiten.

Der Kopfmensch-Mann ist dazu aufgefordert, den Kämpfer in sich zu entdecken, seine Kräfte für sich und seine Selbstverwirklichung zu mobilisieren und einzusetzen.

Der Bauchmensch-Mann

Dieser Mann strahlt Selbstvertrauen, Optimismus, Lebensfreude und »Macherqualitäten« aus.

Der Mann als Bauchmensch muß lernen, andere mit seiner Energie nicht zu »erdrücken« und geduldig abzuwarten, ob und wie sich vor allem Menschen in seinem näheren Umfeld – Familie, Partner, Freunde, Kollegen – entwickeln wollen und können.

Er sollte lernen, sich im Austausch mit anderen mehr zurückzunehmen, um den anderen die Chance zur Entfaltung zu geben – auch wenn diese langsamer oder anders verläuft, als der Bauchmensch-Mann es für richtig hält.

Frau-Mann-Beziehungen allgemein

Die Betrachtung von engen Partnerschaften nach dem Modell der zwei Menschentypen bringt oft verblüffende neue Einsichten. In der Familientherapie und bei der Partnerberatung in meiner Praxis hatten meine Patienten immer wieder entscheidende »Aha-Erlebnisse«. Sie erfuhren oft einen regelrechten Durchbruch für ihre Beziehungen, weil sie endlich verstehen konnten, wer sie selbst sind und warum sie auf eine bestimmte Weise reagierten. Sie konnten dadurch auch ihren Partner besser einschätzen und annehmen.

Probieren Sie einfach einmal aus, ihre wichtigen persönlichen Beziehungen nach dem Modell der beiden Menschentypen zu überprüfen.

Eine erfüllte, anregende und innige Partnerschaft – sei es im persönlichen oder im beruflichen Bereich – lebt von einer gewissen Spannung und gegenseitigen Anziehung, von einer immer wieder neuen Freude am Partner und an der Partnerschaft. Das »funktioniert« nur, wenn wir auch Freude an und über uns selbst empfinden. Dazu müssen wir zunächst einmal verstehen, wer wir sind.

Bis heute ist mir noch kein in harmonischer, dauerhafter Beziehung lebendes Paar begegnet, bei dem nicht der eine Partner Kopfmensch und der andere Bauchmensch war. Die Erfahrung zeigt, daß Partner mit identischer Polung sich in einer intimen persönlichen Beziehung nach relativ kurzer Zeit nicht mehr viel zu sagen haben und keine gegenseitige anhaltende Anziehungskraft vorhanden ist. Es »funkt« offenbar nur, wenn die Partner unterschiedlich gepolt sind.

Ehe und Partnerschaft

Betrachten wir die möglichen Kombinationen von Typen in der Partnerschaft und ihre wichtigen Themen.

Der Mann ist Bauchmensch, die Frau ist Kopfmensch

In der Anfangsphase der Partnerschaft bringt das Gefühl des Eins-Seins beiden Menschen sehr viel Kraft, beide fühlen sich gut. Jeder spürt im anderen jene Hälfte, die er noch nicht entwickelt hat, und empfindet sich dadurch als »ganz«.

Nach einer Gewöhnungsphase, wenn das Feuer nicht mehr so stark lodert und statt dessen ein gewisser Alltagstrott Einzug hält, stellen beide fest, daß sie sich um viele Dinge jeweils allein kümmern müssen. Die Partnerschaft tendiert dann oft dazu, daß jeder der ursprünglichen Dominanz seiner Gehirnhälfte wieder mehr Raum gibt; der Mann agiert wieder entsprechend stärker als Bauchmensch, die Frau verstärkt ihre Seite als Kopfmensch.

Wenn sich beide Partner nicht bewußt in Richtung

Herzmenschen entwickeln, wird sich diese Partnerschaft meist so verändern, daß die Ideen und Wünsche des Mannes immer mehr Vorrang gewinnen. Der Mann übernimmt dann die Führung, die Frau paßt sich eher an. Das führt zu Problemen für die Kopfmensch-Frau, die in ihrer Selbstverwirklichung zu kurz kommt – ohne daß es der Bauchmensch-Mann merken würde. Das Problem des Bauchmensch-Mannes ist, daß ihm die Spannung fehlt und es ihm schnell »zu langweilig« wird. Wenn die Kopfmensch-Frau den für sie notwendigen Freiraum bekommt oder sich erstreitet, dann hat auch eine »verfahrene« Partnerschaft wieder eine neue Zukunft.

Der Mann ist Kopfmensch, die Frau ist Kopfmensch

Da beide den Partner jeweils ganz gut verstehen können, weil er/sie ähnlich »funktioniert« und reagiert wie sie selbst, gibt es keine größeren Probleme.

Falls es sich um eine enge, intime Beziehung handelt, könnte es sein, daß sich im Verlauf der Zeit der Vorrat an Gemeinsamkeiten und vor allem die anfängliche Energie der gegenseitigen Anziehung erschöpfen und kein tragfähiges Fundament für eine Weiterführung der Beziehung mehr vorhanden ist.

Auch hier gilt, daß die bewußte Entwicklung zum Herzmenschen eine wesentliche Vertiefung der Partnerschaft bedeuten wird.

Der Mann ist Bauchmensch, die Frau ist Bauchmensch

Auch diese Partnerschaft wird nicht so tragfähig sein wie eine gegenpolige Beziehung. Hier stoßen zwei Wesen aufeinander, die untereinander erst einmal »auskämpfen« müssen, wer die Führung übernimmt. In dieser Kombination prallen zwei Energien zusammen, die sich »zusammenraufen« müssen.

Da beide schlecht loslassen können, ist eine Trennung oft schwer, ungeheuer langwierig und nervenaufreibend, auch wenn die Beziehung nicht mehr tragfähig ist und obwohl sogar beide Partner sie vielleicht beenden möchten.

Wenn zumindest zunächst ein Partner – noch besser beide – die Qualitäten des Herzmenschen entwickeln, gibt es aber auch für diese Kombination durchaus eine Perspektive.

Der Mann ist Kopfmensch, die Frau ist Bauchmensch

Der Kopfmensch-Mann läßt der Bauchmensch-Frau viel Freiheit. Passend zu ihrem Wesen übernimmt die Frau die Führung in Beziehung und Familie – was nach außen vielleicht, aufgrund der bestehenden gesellschaftlichen Muster, gar nicht so deutlich wird.

Falls es in der Beziehung zu Problemen kommt, werden diese nicht so schnell zur Katastrophe führen, weil diese Partner in ihrer Gemeinsamkeit – die Frau als Bauchmensch und der Mann als Kopfmensch – näher an den Qualitäten des Herzmenschen sind als die anderen Menschentypen. Sie werden eher eine gemeinsame Lösung für Probleme finden.

Von außen betrachtet scheint der Mann fast ein idealer Ehemann zu sein, und die Frau hat bereits die Qualität der Durchsetzungskraft ihrer selbst entwikkelt.

Generell hat ein Kopfmensch oft nicht genügend Kraft, um sich gegen die emotionale Dominanz eines Bauchmenschen zu wehren. Umgekehrt fühlt sich ein Bauchmensch häufig vom Kopfmenschen »im Stich gelassen«, weil dieser ihm aufgrund eines Energiemangels nicht die aktive Anteilnahme geben kann, die der Bauchmensch erwartet.

Eltern-Kind-Beziehungen – Familientherapie

Meine Tochter, achtzehn Jahre alt, ist derzeit ein Kopfmensch; mein Sohn, der vierzehn ist, ist ein Bauchmensch. Ich selbst bin als Kopfmensch auf diese Welt gekommen, mein Mann als Bauchmensch. Damit habe ich auch im engsten Familienkreis langjährige Erfahrungen mit dem gesamten Spektrum an Möglichkeiten von zwischenmenschlichen Beziehungen machen können. Dazu kommen die vielfältigen Typ-Konstellationen, die ich im Verlauf meiner Praxisarbeit kennenlernen durfte.

Vor diesem Hintergrund stehen die folgenden Empfehlungen. Zunächst einmal sollten die Eltern herausfinden, welche Gehirnhälfte bei ihnen dominant ist, welchem Typus also sie selbst angehören.

Und dann sollten sie sehr zurückhaltend in der Beurteilung ihrer eigenen Kinder sein, zumindest so lange, bis sie wirklich ganz sicher sind, keiner Fehleinschätzung zu erliegen. Nicht nur bei mir selbst, sondern auch später in der Praxis sind mir sehr viele Eltern begegnet, die ihre Kinder genau »falsch« gesehen und eben dann auch »falsch« behandelt haben.

Doch auch, wenn Sie sicher sind, als welcher Typus Ihr Kind in dieses Leben gekommen ist, sollten Sie bedenken, daß diese Seelen in einem noch jungen irdischen Körper den Wunsch in sich tragen, zum Herzmenschen zu werden. Lassen Sie das Kind also nicht in »seiner Schublade« stecken – stecken Sie es schon gar nicht selbst in eine hinein –, sondern fördern Sie die Entfaltung der Herzensqualitäten.

»Wie geht das?« werden Sie fragen.

- Zunächst einmal: Lassen Sie das Kind sich eigenständig entwickeln!
- Als nächstes: Entwickeln Sie selbst die Herzensqualitäten, die Sie bei Ihren Kindern gerne sähen.
- Nehmen Sie Ihre Erziehungsaufgaben klar und behutsam, bewußt und einfühlsam zugleich wahr.

Obwohl es nun naheliegt zu meinen, daß man bei den Erziehungsaufgaben von Erwachsenen gegenüber Kindern auf »Bauch-Kinder« und »Kopf-Kinder« unterschiedlich eingeht, halte ich das nicht für richtig, obwohl ich selbst auch gelegentlich wieder in das alte Schubladendenken und in frühere Rollenspiele zurückfalle.

Zu den Erziehungsaufgaben gehört, Liebe zu vermitteln, Hilfen zu geben und Grenzen zu setzen. Liebe können wir nur dann geben, wenn wir sie selbst in uns spüren und pflegen, wenn wir sie in unserer Partnerschaft leben und wenn wir davon ausgehen, daß in jedem Menschen ebenfalls ein großes Potential an Liebe existiert. Wirkliche Liebe wird immer auch einen überpersönlichen, »überirdischen«, also göttlichen Bezug haben und auf das im Menschen hinweisen, was sein wahres Wesen, seine Essenz, sein Seele ausmacht.

Hilfe zu geben bedeutet, auch dann auf das einzugehen, was das Kind erbittet, wenn wir es aus unserer Sicht schon fünfmal erklärt, gezeigt oder gegeben haben. Oft gehen wir davon aus, daß das Kind »nicht richtig zugehört« hat oder ähnliches, und versäumen dann, eine wiederholte, ausdrückliche Bitte des Kindes auch ernst zu nehmen und zu erfüllen.

Grenzen zu setzen heißt, dem Kind zu vermitteln, daß es Teil einer Gemeinschaft ist, in der alle Mitglieder bestimmte Rechte und Pflichten haben und in welcher der Respekt vor den Bedürfnissen und Wünschen aller Mitglieder Teil des Alltags wird.

Es scheint mir angemessen, keine Unterschiede in der Behandlung zwischen Kopf-Kindern und Bauch-Kindern zu machen, weil sonst ihre Entwicklung zum Herzen hin, in die Mitte, unter Umständen blockiert werden kann.

Außerdem spüren Kinder eine unterschiedliche Behandlung sofort und werden entweder noch stärker in Mustern fixiert, die sie von ihrer Seelenentwicklung her eigentlich überwinden oder auflösen möchten, oder aber sie versuchen, ihre Muster nur »über Bord zu werfen«, weil sie sich in ihrem Selbstwertgefühl in Frage gestellt sehen, da das andere Kind scheinbar besser behandelt wird.

Ich selbst bin also sehr zurückhaltend mit Vorschlägen, was man alles tun sollte, damit »aus den Kindern etwas wird«.

Das Verhältnis zwischen Eltern und Kindern sollte nach meiner Meinung immer möglichst offen für einen Energiefluß in beide Richtungen bleiben. Nicht nur wir haben den Kindern etwas mitzuteilen und zu geben, sondern auch die Kinder können, wollen und sollen uns bereichern und sogar »erziehen«.

Bleiben wir also offen dafür, wenn Kinder mit uns schmusen oder kuscheln möchten, und weisen wir sie nicht – aus »guten Gründen« wie »keine Zeit« oder »Dazu bist Du (ich) doch zu alt« – zurück. Nehmen wir auch Kritik von Kindern an der eigenen Person offen an. Bleiben wir aufmerksam für das, was die Kinder uns zu sagen haben.

Übrigens: Wenn ein Kind Streß verspürt, dreht sich sein Verhalten um, so daß ein Bauch-Kind nun wie ein Kopf-Kind erscheint und umgekehrt.

Das Bauch-Kind beginnt unter Streß zum Beispiel, wesentlich intensiver als sonst auf die Beziehungsperson einzugehen. Es nutzt die bestehende Spannung aus, »spielt« damit und kann sich vielleicht Vorteile verschaffen. Dann wird es solche Streßsituationen womöglich häufiger selbst herbeischaffen.

Das Kopf-Kind hat Angst vor Spannungen, es empfindet sie als bedrohlich, es geht Streß aus dem Weg und zieht sich zurück. Es verschließt sich, wo es sonst offen wäre. Das kann sich zu Lasten seiner Entwicklung auswirken.

Streß bei Kindern spiegelt bekanntlich häufig Spannungen der Erwachsenen wider. Deshalb sollten wir um so sorgfältiger unbedachte Reaktionen vermeiden, wenn wir selbst gerade angespannt oder verspannt sind.

Kinderprobleme sind oft Elternprobleme. Verhaltensstörungen des Kindes, wie zum Beispiel Stottern, Hyperaktivität oder Kontaktarmut, sind häufig Reaktionen auf Probleme eines Elternteils oder Konflikte in der Beziehung zwischen Mutter und Vater. Eltern sollten sich also zunächst selbst überprüfen, inwieweit sie mit ihrer Einstellung zum Leben, zu den Kindern, zu sich selbst und mit ihrem Verhalten im Alltag zum Verhalten der Kinder beitragen oder entsprechende Reaktionen gar auslösen.

Väter und Mütter neigen dazu, ihre Kinder so anzusehen und zu erziehen, wie es ihrer eigenen Polung entspricht. Eine Bauchmutter oder ein Bauchvater werden ihr Kind, egal, ob es ein Bauch- oder ein Kopfkind ist, zunächst einmal als Bauchmenschen behandeln. Durch ihre Dominanz und ihr unbewußtes Bedürfnis, selbst Grenzen zu erfahren, setzen sie ihren Kindern unwillkürlich einen (zu) engen Rahmen, was sich bei Kopfkindern in Angstgefühlen niederschlagen kann. Kopfmutter oder Kopfvater lassen den Kindern zuviel Spielraum, auch dann, wenn diese damit alters- oder entwicklungsbedingt noch gar nicht umgehen können. Bauchkinder fühlen sich dann oft allein gelassen.

Verhältnis zwischen Patient oder Klient und Therapeut

Wenn ein Patient zu einem Therapeuten geht, holt er sich nicht nur Rat und Hilfe bei einem »Fachmann für Gesundheit«, sondern er begegnet auch einem Menschen. Das menschliche Verhältnis zwischen Behandler/in und Patient/in kommt in den meisten Betrachtungen über Krankheit und Heilung viel zu kurz – oft geht es da nur um Diagnosen und Medikamente, um Symptome und Ursachen. Die Rolle, die der Spannungszustand zwischen dem Therapeuten und dem Patienten sowie der Energiefluß zwischen ihnen spielt, wird in ihrer Bedeutung für die Genesungsprozesse häufig unterschätzt.

Aus meiner Praxiserfahrung habe ich gelernt, daß das richtige gegenseitige Eingehen aufeinander jedoch zu einer starken Gesundheitskraft werden kann, beziehungsweise daß ein harmonischer und aktiver Energiefluß die Ordnungs- und Selbstheilungskräfte des Patienten entscheidend stimulieren kann.

Beim Therapeuten, der ein Kopfmensch ist, fühlt sich der Patient gut aufgehoben – er kümmert sich sowohl um die Symptome wie die inneren Ursachen der

Krankheit und um den Patienten als Menschen. Der Therapeut nimmt den Patienten ernst und wichtig und bemüht sich, ihm die größtmögliche Aufmerksamkeit zu schenken. In der Behandlungsarbeit kommt es meist zu guten Erfolgen, die sich oft relativ rasch einstellen.

Dieser Therapeut gibt dem Patienten Energie, weil er sich für dessen Gesundheit verantwortlich fühlt. Das klingt zwar positiv, kann sich aber negativ auswirken, wenn der Patient versäumt, sich aktiv mit seiner Verantwortung für die eigene Gesundheit auseinanderzusetzen, wenn er sich statt dessen beim Therapeuten Gesundheit sozusagen abholen und einkaufen will.

Dem Therapeuten, der ein Bauchmensch ist, sind die Symptome und äußerlichen Wirkungen der Krankheit wichtiger als der Mensch als Person und Leidender. Er wird sich dafür einsetzen, mit ungewöhnlichen Mitteln und neuartigen Methoden der Krankheit zu Leibe zu rücken.

Indem dieser Typus von Therapeut Symptome und Mensch voneinander trennt, kann er auch direktere und »aggressivere« Heilmethoden einsetzen, die den Patienten als Mensch zwar vielleicht stärker fordern, aber auch zu nachhaltigen Erfolgen führen.

Der Patient als Kopfmensch spielt sein Befinden, seine Schmerzen oder Krankheit eher herunter. Also muß der Therapeut bei diesem Patiententypus um so genauer hinhören und hinsehen (mehr zum Kopfmenschen als Patient auf Seite 86).

Der Patient als Bauchmensch spürt seinen Körper

sehr intensiv und kann genauere Angaben zu seinem Befinden machen. Der Therapeut kann sich auf das »Gefühl« des Bauchmenschen verlassen (mehr zum Bauchmenschen als Patient auf Seite 80).

Die notwendige zwischenmenschliche Spannung, das gegenseitige Interesse und der Energiefluß sind bei gegenpoligen Kombinationen zwischen Therapeut und Patient am wirkungsvollsten.

Im Interesse des Patienten wäre es wohl am günstigsten, wenn er im Bedarfsfall sowohl auf einen Therapeuten, der ein Kopfmensch ist, als auch auf einen Therapeuten, der ein Bauchmensch ist, zurückgreifen könnte.

Wenn Patient und Therapeut gleichpolig sind, wird die verbale Kommunikation vielleicht einfacher, weil man »auf einer Wellenlänge liegt«. Die Behandlung könnte sich jedoch eher als uneffektiv herausstellen, Erfolge könnten sich eher langsam und nur unter großen Mühen einstellen – weil der Therapeut »zuviel Verständnis« für den Patienten entwickelt und der Patient in seinen Selbstheilungskräften nicht genügend gefordert ist.

Es scheint mir ganz wichtig, daß der Patient volles Vertrauen zum Behandler besitzt. Dieses Vertrauen muß jedoch aufrechterhalten bleiben, auch im Verlauf einer vielleicht längeren Behandlungsdauer. Falls die Vertrauensbasis gestört ist oder sich auflöst, ist der Patient nicht mehr in dem Maße offen für Heilung. Er befaßt sich dann eher – meist unbewußt – mit dem gestörten Vertrauensverhältnis zwischen ihm und dem

Therapeuten und schlägt sich somit mit einem zusätzlichen Problem herum – über das seiner Beschwerden hinaus.

Wenn sich der Patient verstanden fühlt, baut das sein Selbstwertgefühl auf. Er kann dann mehr Energie aufnehmen und seine eigenen Ordnungskräfte stärker aktivieren. Er fühlt sich wertvoller und wird mehr Energien dafür einsetzen können, wieder gesund zu werden.

Für mich als Therapeutin ist es wichtig, daß ich mich nicht nur um die Symptome, sondern vor allem um die Ursachen kümmere. Wenn die Ursachen erkannt sind und an ihnen gearbeitet wird, dann kann der Therapeut den Patienten auch zunächst in seinem jetzigen So-Sein weitgehend belassen – es besteht nicht unbedingt eine Notwendigkeit, sofort alles zu mobilisieren, um die Symptome zu bekämpfen. Der Gesundungsprozeß mag zwar einen etwas anderen Verlauf nehmen, als man das gemeinhin erwartet, Heilung wird dann jedoch nachhaltiger sein und dem Patienten vom zeitlichen Ablauf und Wesen her individueller entsprechen.

Verhältnis zwischen Individuum und Gruppe

Der Bauchmensch eignet sich gut als Führer einer Gruppe, wird aber immer wieder mit Schwierigkeiten konfrontiert, wenn er sich selbst einer Gruppe unterordnen soll.

Als Führer kann er eine Gruppe mit seiner Dynamik stets von neuem mitreißen: zum Beispiel im Sport, wo er als »Kapitän« einer sonst vielleicht wenig motivierten Mannschaft möglicherweise zum Sieg verhilft.

Der Bauchmensch bringt eine Gruppe in Bewegung, er vermittelt viele Impulse und strahlt Kraft aus. Es kann sein, daß er impulsiv agiert oder reagiert. Er interessiert sich mehr für das Tun der Gruppe als für die Gruppe selbst.

Der Kopfmensch ist eher der Mitläufer in einer Gruppe; er bildet sozusagen die Basis der Gemeinschaft. Er genießt das Zusammensein und verspürt nur in seltenen Fällen Ambitionen, eine Führerposition einzunehmen.

Für den Kopfmenschen gilt der Satz: »Dabei sein ist alles« – er muß nicht unbedingt siegen. Er schätzt die Menschen, die die Gruppe bilden, mindestens ebensohoch ein, wie die Aktivität, die in der Gruppe verfolgt wird.

Der Kopfmensch sorgt seinem Wesen entsprechend dafür, daß in der Gruppe Ausgleich und Harmonie herrschen; er kümmert sich darum, daß die Gruppe »in Ordnung« ist.

7
Sprechen mit der Seele: Zur Arbeit mit Mitteln der Kinesiologie

Kinesiologie ist eine Methode, die die Harmonisierung des Menschen zum Ziel hat. Man geht in der Kinesiologie davon aus, daß die Belastung den harmonischen Ablauf der Körperfunktionen stört und so zum Auslöser von Beschwerden wird.

Über bestimmte Testverfahren findet der Therapeut zunächst heraus, was den Patienten belastet.

Als nächsten Schritt testet der Kinesiologe, welche Heilverfahren und Heilmittel für den Patienten am geeignetsten erscheinen. Sodann folgt die Behandlung und eventuell die Erstellung eines Programms zur weiteren Eigenbehandlung des Patienten zu Hause.

Die Kinesiologie macht sich die bereits im Körper angelegte »innere Intelligenz« zunutze, um Antworten auf Gesundheitsfragen zu finden. Damit vermeidet sie, Standardrezepte von außen überzustülpen, sondern bemüht sich statt dessen, das persönliche Heilpotential des Individuums zu aktivieren.

Ein ganzheitliches Menschenbild geht bekanntlich davon aus, daß der Mensch mehr als nur die rein materiell sichtbare, äußere Körperhülle ist. Wir arbeiten vielmehr mit dem Wissen um seelische und geistige Dimensionen, in denen die körperlichen Ereignisse und Abläufe vorbereitet, gespeichert und fortentwikkelt werden. Inzwischen spricht man weithin von der »Intelligenz der Körperzellen« und weiß, daß emotionale Reaktionsmuster körperliche Phänomene bewirken können.

Noch nicht so weit verbreitet ist die Erkenntnis, daß alle bisherigen körperlichen und seelischen Eindrücke und Erlebnisse auf einer geistigen Ebene »gespeichert« sind und daß auf dieser Ebene auch der große Lebensplan mit seinen Entwicklungsaufgaben und Herausforderungen für den Menschen angelegt ist.

In der Kinesiologie und in einigen anderen Zweigen der Medizin herrscht die Überzeugung, daß auf dieser geistigen Ebene auch Antworten darauf zu finden sind, warum es zu Blockaden im Energiefluß kommt, welche Ursachen wirklich hinter körperlichen und seelischen Leiden stecken und vor allem, wie man mit diesen Beschwerden nun am sinnvollsten umgeht – im Sinne des großen Entwicklungsplans für höchstmögliches Wachstum und Bewußtheit in diesem Leben!

An anderer Stelle, im zweiten Kapitel, sprachen wir schon davon, daß die schnelle Symptombeseitigung keineswegs immer der beste Weg ist, um mit Krankheiten »fertig zu werden«.

Die Auffassung, daß im Menschen selbst eine Instanz existiert, die über alle Informationen zu Gesundheit und Krankheit, zu Wohlbefinden und Genesung verfügt, ist für manche Menschen irritierend. »Das kann doch gar nicht sein, dann bräuchten wir ja keine Ärzte mehr!« denken Sie vielleicht. Oder: »Das heißt ja, daß ich selbst für meine Krankheit und für meine Gesundheit verantwortlich wäre; dazu fühle ich mich aber viel zu schwach und unwissend.«

Wir brauchen auch weiterhin Ärzte, weil sie über Heilwissen und vielleicht sogar Weisheit verfügen und einen besseren Überblick über mögliche Therapieformen und Heilmittel besitzen als wir. Aber in der Tat gibt es keine weisere Instanz als unser »höheres Selbst«, unsere geistige Bewußtheit oder unsere Seele – wie immer Sie das nun nennen möchten –, um Antworten auf Fragen zu finden, die uns selbst unmittelbar betreffen.

Die Kinesiologie bemüht sich, einen Dialog mit diesen seelischen Ebenen zu führen. Inzwischen ist ihr Nutzen vielerorts in der Medizin anerkannt. Im Rahmen dieses Buchs gehe ich auf das Thema ein, weil kinesiologische Tests in meiner physiotherapeutischen Praxis eine wichtige Funktion haben und ich diese Methode, mit der Seele »zu sprechen«, gern vielen anderen Menschen vorstellen möchte.

Berechtigung, Anwendung und Grenzen von Muskeltests

Kinesiologie arbeitet hauptsächlich mit sogenannten Muskeltests, vor allem mit dem Armtest, manchmal auch mit einem Fingertest und anderen Verfahren. Grundsätzlich kann man jeden Muskel für einen Test verwenden.

Bei den Muskeltests prüft man die Spannung eines Muskels. Man stellt zunächst fest, welche »Normalspannung« ein Muskel hat. Dann vergleicht man diese Spannung mit dem Spannungswert, der im Muskel entsteht, wenn der betreffende Mensch zum Beispiel ein Medikament in der Hand hält. Die »Testspannung« des Muskels kann höher, niedriger oder gleich sein wie die Normalspannung.

Grundlage für diese Vergleichstests ist die Annahme, daß der Körper über die Muskelspannung »negativ« reagiert, wenn man ein Medikament, das für den Organismus schädlich ist, auch nur in der Hand hält (also nicht einmal einnimmt). Demnach reagiert der Körper positiv, wenn das Medikament nützlich ist, und ohne Abweichung von der Normalspannung, wenn es keine Wirkung auf den Körper hat. In diesem Ansatz geht man also davon aus, daß der Körper selbst am besten »weiß« und über Veränderungen von Muskelspannung auch äußerlich anzeigt, was für ihn gut, neutral oder schlecht ist.

Ich wende die kinesiologischen Muskeltests – neben dem Waagentest – immer an, um in den Dialog mit der geistigen Körperintelligenz einzutreten und um Anhaltspunkte für das weitere therapeutische Vorgehen zu gewinnen, die nicht unbedingt meinen Vorstellungen von Behandlung und Arznei entsprechen müssen, sondern dem Individuum gerecht werden. Nach meiner Praxiserfahrung kann ich feststellen, daß die Aussagen dieser Muskeltests bisher immer zuverlässig waren.

Um einem Mißverständnis vorzubeugen: Ich stelle keine Diagnosen aufgrund von Muskeltests (oder anderen Methoden); Diagnosen stellt nur der Arzt. Mit diesen Tests finde ich heraus, was dem betreffenden Patienten in seiner aktuellen Situation zu einer Verbesserung seines Gesamtzustands verhelfen kann. Der Körper gibt Hinweise, welche krankengymnastischen Übungen oder speziellen physiotherapeutischen Therapieformen sinnvoll erscheinen, ob eine Behandlung mit Fußreflexzonenmassage oder mit Bachblüten angezeigt ist, ob die Ernährung umgestellt werden sollte oder ob dem Patienten im Moment vielleicht am besten damit gedient wäre, wenig bis gar nichts zu tun. Manche Behandler benutzen kinesiologische Muskeltests auch, um die Verwendung und Dosierung von Arzneimitteln, Vitaminen und anderen Zusatzstoffen zu bestimmen.

Es gibt mindestens zwei offensichtliche Grenzen für solche Muskeltests.

Einerseits kann es sein, daß sich der Therapeut nicht in seiner eigenen Mitte befindet und deshalb die Testergebnisse unwillkürlich verfälscht. In dem Bemühen, zu helfen und zu heilen, will er vielleicht – natürlich unbewußt – bestimmte Testresultate erzielen, die er als Bestätigung seines Therapieprogramms einsetzen möchte.

Zum anderen kann der Patient das Ergebnis verfälschen, weil bereits die Testsituation ihn so unter Streß setzt, daß er seine eigenen natürlichen Reaktionen blockiert oder gegenläufig reagiert.

Es scheint mir so, als fiele es Kopfmenschen leichter, kinesiologische Muskelstests als Tester durchzuführen, weil sie von ihrem Wesen her weniger stark vorgefaßte Meinungen, einen weniger stark ausgeprägten Ichwillen haben und deshalb auf andere Menschen besser und neutraler eingehen können.

Der Armtest in der Praxis

1. Schritt: Normalspannung austesten

- Der Patient steht aufrecht und streckt seinen linken Arm zur Seite aus, bei gleichzeitig ausgestreckter Hand.
- Der Tester stellt sich vor den Patienten und legt seine linke Hand auf dessen rechte Schulter, um Kontakt aufzunehmen.
- Der Therapeut fordert den Patienten auf, seinen ausgestreckten Arm gespannt zu halten, jedoch ohne die Spannung wesentlich zu verstärken, wenn der Therapeut dann dagegen drückt.
- Mit seiner rechten Hand drückt der Tester dann so gegen den ausgestreckten Arm des Patienten, als ob er ihn nach unten drücken wolle.

Auf diese Weise registriert der Therapeut, mit welcher Spannung der Patient auf seinen Druck nach unten reagiert.

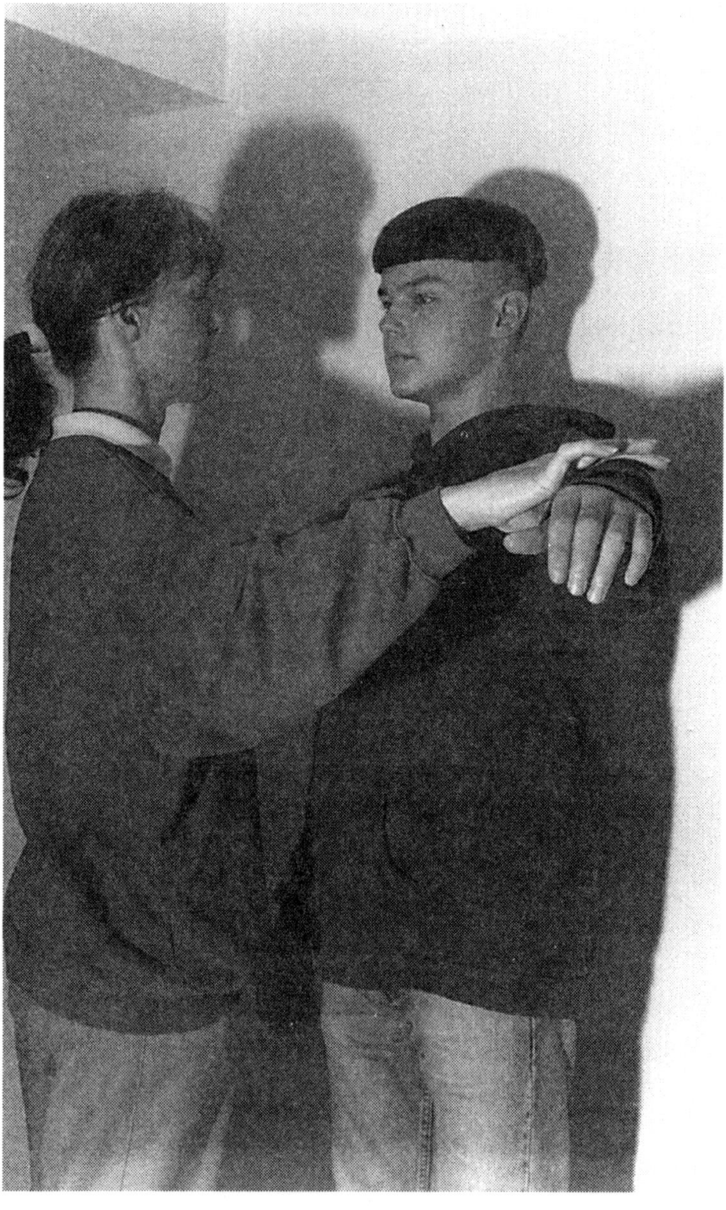

2. Schritt: Vortest

- Wieder steht der Patient aufrecht und streckt seinen linken Arm zur Seite aus.
- Der Therapeut steht vor ihm und hat seine linke Hand auf die rechte Schulter des Patienten gelegt. Nun fordert er den Patienten auf, an eine negative Situation zu denken, oder auch an eine Person, die diesem sehr unsympathisch ist oder mit der er große Probleme hat.
- Dann drückt der Tester wieder auf den ausgestreckten Arm des Patienten. In fast allen Fällen läßt sich unter diesen Bedingungen eine sehr viel schwächere Spannung feststellen.
- Nun wiederholt der Therapeut diesen Vortest, wobei er den Patienten jetzt auffordert, an einen sehr positiven Menschen oder eine sehr erfreuliche Situation zu denken.
- Der Tester drückt wieder auf den Arm; beide werden im Regelfall feststellen, daß die Muskelspannung des Arms jetzt deutlich stärker ist.
- Zum Schluß frage ich, ob ich den kinesiologischen Test weiterführen soll oder nicht.

Dieser Vortest soll zweierlei erreichen. Einerseits kann sich der Patient selbst davon überzeugen, daß auch sein Körper richtig »antwortet« und ihm Botschaften zu übermitteln fähig ist. Zum anderen finden wir gemeinsam heraus, ob ein Muskeltest in der akuten Situation sinnvoll ist oder nicht. Diese Frage nach der »Erlaubnis« eines kinesiologischen Tests besteht in der

Praxis aus drei Teilen: Ist es erlaubt? Ist es sinnvoll? Schädigt das Testergebnis irgend jemanden?

3. Schritt: Testspannung ermitteln

- Nun wiederholt sich der oben geschilderte Ablauf. Aber anstatt den Patienten auf negative oder positive Personen oder Situationen einzustellen, bitte ich ihn, daß er sich auf bestimmte Behandlungsweisen einstellt.
- »Ist es jetzt sinnvoll, eine Lymphmobilisation zu machen?« »Sollte man jetzt eine Traktion durchführen?« »Ist es sinnvoll, die Ernährung umzustellen?« (Daraus ergeben sich bei einer positiven Antwort natürlich weitere Fragen, wie diese umgestellt werden sollte.)

Man kann bei diesen Muskeltests den Patienten laut befragen oder auch still, unhörbar. Man kann ihn selbst eine Frage formulieren lassen, ihm eine Arznei in die Tasche stecken oder in die Hand geben oder auch einen Zettel, auf dem die Frage steht. Die Möglichkeiten sind sehr vielfältig und werden von den verschiedenen Therapeuten unterschiedlich genutzt.

Wenn sich der Therapeut nicht ausdrücklich auf etwas anderes einstellt, dann bedeutet für mich Spannung oder stärkere Spannung »ja«, »positiv« oder »mehr«, während eine schwächere Muskelspannung oder ein Abschlaffen des Muskels »nein«, »negativ« oder »weniger« heißt.

Ich halte es übrigens für sinnvoll, daß sich Therapeut und Patient über die Bedeutung der Muskelspannung vorher verständigen. Andere Therapeuten halten das anders, weil sie befürchten, daß der Patient sich aufgrund dieses Vorwissens vielleicht unabsichtlich falsch programmiert und das Ergebnis verfälschen könnte. Sie sollten bitte für sich selbst herausfinden, was für Sie stimmiger ist.

Der Fingertest in der Praxis

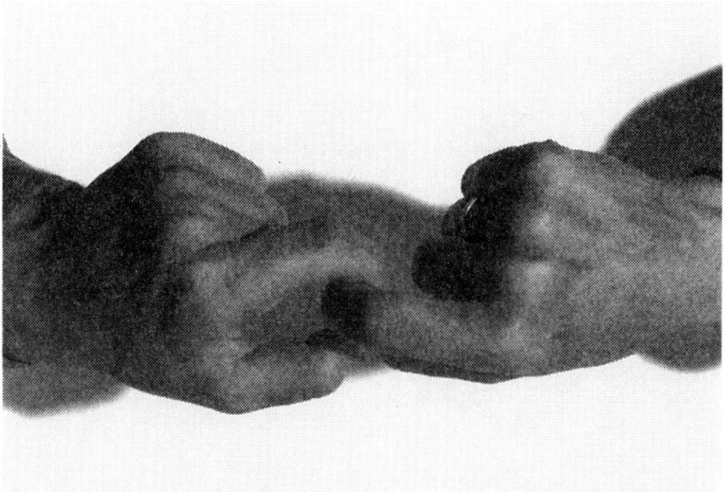

Beim Fingertest nimmt man etwa Daumen und Zeigefinger (oder jeden anderen Finger derselben Hand) zusammen und hält sie aneinander, fest gegeneinandergedrückt.

Der Tester zieht nun für die Ermittlung der Normalspannung mit seinen auf gleiche Weise zusammengehaltenen Fingern am Finger des Patienten, um herauszufinden, wie groß dessen »Haltespannung« ist.

Dann folgt der weitere Ablauf wie beim Armtest. Wenn die Finger ganz leicht aufgehen, ist die Muskelspannung schwach, wenn sie fest zusammenbleiben, ist diese Spannung stark.

Möglichkeiten und Grenzen der Eigentestung

Sie können sich prinzipiell auch selbst kinesiologisch austesten. Dazu ist allerdings erforderlich, daß Sie sich selbst gegenüber sehr objektiv bleiben. Zum Eigentest eignet sich vor allem die Arbeit mit den Fingern.

Grenzen werden vor allem dann aufscheinen, wenn die Antwort, die man erhält, die eigene Persönlichkeit unter Streß oder besondere Belastung versetzen könnte. Dann läuft eventuell ein innerer, unbewußter Abwehrmechanismus ab, der unverfälschte und eindeutige Antworten blockiert und statt dessen unklare Botschaften übermittelt oder solche, die man gerade gern hören würde.

Ein starkes Ego oder eine große Ichbezogenheit erschweren eine sinnvolle Eigentestung. Das betrifft recht häufig die Bauchmenschen.

Ersatztestung, wenn der Patient nicht reagieren kann

Manche Patienten sind nicht in der Lage, aufrecht zu stehen und den Arm auszustrecken und können auch nicht den Fingertest durchführen. Das kann zum Beispiel der Fall sein bei starkem Muskelschwund oder bei Bewußtlosigkeit. Aber auch, wenn Patienten zu sehr in Spannung sind, wenn sie etwa unter einer spastischen Lähmung leiden oder unter so starken rheumatischen Beschwerden, daß jeder Druck oder Zug schmerzt.

Unter diesen Umständen führt man eine »Ersatztestung« durch. Dazu stellt sich eine andere Person zur Verfügung, die Hautkontakt zum Patienten aufrechterhält, während sie selbst kinesiologisch getestet wird.

Diese Person muß man allerdings vorher allein austesten, in bezug darauf, ob sie so neutral sein kann, daß sie kein »Störfeld« für den beabsichtigten Energiefluß vom Patienten zum Therapeuten bildet.

Grundsätzlich ist das Vorgehen analog den zuvor geschilderten Schritten. Vor der Durchführung fragen wir ausdrücklich, ob diese Ersatztestung erlaubt, sinnvoll und unschädlich ist.

Weitere Testhinweise

Vielleicht möchten Sie ausprobieren, ob und wie bestimmte Farben auf Sie wirken, welche Reaktionen Fotos auslösen, zum Beispiel aus Ihrer eigenen Kindheit oder vom letzten Urlaub.

Wenn die Muskulatur stabil bleibt, lösen diese Dinge nichts aus. Wird die Muskelspannung schwächer, löst die Farbe oder das Foto (oder irgendein anderer Gegenstand oder auch eine Substanz wie Salz, Zucker, Nahrungsmittel, Vitamine und so fort) eine Energieblockade aus, die das Gleichgewicht stört. Wenn die Muskelspannung stärker wird, vermittelt die Farbe oder das Foto oder der jeweilige Gegenstand dem Körper ein Wohlgefühl (oder die Erinnerung daran), die er jetzt wieder gut gebrauchen könnte.

Sie können mit den Mitteln der Kinesiologie auch testen, wann der richtige Zeitpunkt für eine bestimmte Behandlung ist – je nachdem, welche Rückmeldung Ihnen Ihr Körper gibt.

Zum Schluß eine Mahnung, die mir am Herzen liegt. Sicher testen Sie jetzt schon aus lauter Neugierde das eine oder andere selbst aus. Aber vermeiden Sie bitte voreilige gesundheitliche Schlüsse und seien Sie sich bewußt, daß medizinisch sinnvolle Tests einer gründlichen Ausbildung bedürfen.

Wenn Sie mit den kinesiologischen Muskeltests ernsthaft arbeiten möchten, empfehle ich eine praktische Ausbildung, vielleicht im Rahmen von Wochenendkursen (Anfragen dazu zum Beispiel an das Institut für angewandte Kinesiologie – siehe Adressenhinweise auf Seite 164).

8
Erfahrungsheilkunde in der Praxis

Vorschläge zu Ergänzungstherapien

Dieses Kapitel dient als Anregung, neben den üblichen Methoden der wissenschaftlich-experimentellen »Schulmedizin« auch andere Heilweisen in Betracht zu ziehen. Selbstverständlich ersetzen diese Hinweise nicht die sachkundige Diagnose und medizinisch vernünftige Therapie.

Es soll hier um Vorschläge gehen aus der manuellen Neurotherapie (einer Weiterentwicklung der Fußreflexzonentherapie) und der Fußreflexzonentherapie (siehe auch Adressenhinweise am Ende dieses Kapitels), der Ernährungstherapie (zum Beispiel nach BIRCHER-BENNER, BRUKER, BUCHINGER und EVERS), der Pflanzenheilkunde, der Bachblütentherapie, der Edelsteintherapie, der Kinesiologie, die sich als Hilfsmittel zur Bestimmung von Therapien eignen.

Leider gehören weder Nahrungsmittelkunde, Pflanzenheilkunde noch die meisten anderen Gebiete zu Pflichtfächern im Medizinstudium.

Ergänzungstherapien sind hilfreich, weil sie dem Patienten einen neuen, weiteren Blick auf seine Krankheit beziehungsweise sein Leiden vermitteln. Wenn

Sie eine zweite oder dritte Meinung hören, verringert sich die Gefahr, von der einzigen Ihnen bekannten abhängig zu werden.

Sie werden im folgenden Abschnitt zu einigen wichtigen Krankheitsformen Stichpunkte finden, die sich auf mögliche Ursachen der Leiden und bedenkenswerte Ergänzungstherapien beziehen.

Erkrankungen des Bewegungsapparats

Vor allem Fehlhaltungen, Rückenschmerzen, Tennisarm, viele Gelenkbeschwerden, verkürzte oder überdehnte Bänder, zu schwache oder zu verspannte Muskeln sowie Arthrosen und bestimmte rheumatische Beschwerden sind hier gemeint.

Mögliche geistige Ursachen

- Das innere Gleichgewicht ist meist verschoben, was sich in der äußeren »Fehlhaltung« niederschlägt: Die innere Disharmonie führt zum gestörten Gleichgewicht des Körpers.
- Umgekehrt kann eine langjährige Fehlhaltung auch zur Fixierung der entsprechenden inneren psychischen Haltung führen, so daß also das innere Gleichgewicht durch die äußere Disharmonie bewirkt wird.

  In beiden Fällen sollten Patient und Behandler überlegen, ob die Erkrankung des Bewegungsapparats durch zuwenig Energie (Kopfmenschen) oder zuviel Energie (Bauchmenschen) ausgelöst wird. Das sollte bei der Wahl der Therapieform mit berücksichtigt werden!

Erwägenswerte geistige Ergänzungstherapien

- Sport, wenn er Spaß macht.
- Manuelle Neurotherapie; dies ist eine Thera-

pieart, die mit spezifischer Nerven- und Muskelmassage, Gelenkmobilisation und Nervenreflextherapie am Fuß den Bewegungsapparat sowie das motorische und vegetative Nervensystem in ganzheitlicher Sicht behandelt (seihe auch Adressenhinweise auf Seite 164).

- Überprüfung und eventuelle Umstellung der Ernährung; Ziel: Vollwertkost, möglichst ohne tierisches Eiweiß (damit sind Fleisch, Wurst, Geflügel und Fisch sowie Hartkäse gemeint).
- Bachblütentherapie.
- Dem Kopfmenschen sollten Wege gezeigt werden, mehr Energie »aufzutanken«; der Bauchmensch braucht »Ventile«, um überschüssige Energie abzulassen. Das bedarf einer fallweisen, individuellen Beratung; dazu gehört als Voraussetzung die Klärung, warum der Kopfmensch zuwenig Energie speichert und der Bauchmensch zuviel Energie hat.
- Lassen Sie beim Zahnarzt überprüfen, ob Ihre Zähne und vor allem die Kieferstellung Mitauslöser für Beschwerden sein könnten (zum Beispiel durch Schiefstellung des Kiefers), und lassen Sie sich gegebenenfalls behandeln.

Atembeschwerden

Unregelmäßige Atmung, Atemnot, chronische Bronchitis, Asthma, Lungenleiden zähle ich hier dazu.

Mögliche geistige Ursachen

Über die Atmung stehen wir im ständigen Austausch mit der Umwelt. Es ist ein fortwährendes Geben und Nehmen.

- Wenn wir es mit Atembeschwerden zu tun haben, ist die Ursache dafür häufig eine umfassende Störung oder Hemmung unseres Austauschs mit der Welt um uns herum.
  Bei Problemen mit der Einatmung liegt vielleicht eine Hemmung vor, sich selbst etwas zu nehmen oder zu gönnen; bei Problemen mit der Ausatmung geht es vielleicht um den Hang festzuhalten, nur unwillig etwas wieder herzugeben.
- Andererseits können chronische Atembeschwerden umgekehrt auch erst zu den oben beschriebenen psychosomatischen Zuständen führen.
- Denkbar ist auch, daß sich der Körper vor einem »Zuviel« oder einem »Zuwenig« schützen will, indem er entweder Einatmung oder Ausatmung behindert.

Erwägenswerte geistige Ergänzungstherapien

- Manuelle Neurotherapie (Erklärung siehe Seite 146/147).
- Bachblütentherapie.
- Ernährungstherapie.
- Kopfmenschen haben eher Probleme damit, Luft aufzunehmen; Bauchmenschen dagegen neigen eher dazu, die Atemluft »für sich zu behalten« und haben Probleme, sie wieder abzugeben.
  Das kann ein deutliches Signal der Seele über den Körper sein: Der Kopfmensch sollte lernen, mehr aufzunehmen und sich mehr Energie »zu gönnen«, der Bauchmensch sollte versuchen, mehr Luft abzugeben und Energie mit anderen zu teilen.
- Zahnärztliche Überprüfung und eventuell Behandlung.

Herz- und Kreislauferkrankungen

Über den pulsierenden Herzschlag und den Blutkreislauf, der wie Ebbe und Flut hin- und herströmt, sind wir automatisch mit dem großen Rhythmus des Lebens verbunden.

Mögliche geistige Ursachen

- Herz- und Kreislaufprobleme deuten generell darauf hin, daß die Verbindung mit dem natürlichen Lebensfluß gestört ist.
- Bluthochdruck signalisiert zu hohe Spannung; davon sind überwiegend Bauchmenschen betroffen.
- Niedriger Blutdruck weist auf einen Spannungsmangel hin; das betrifft hauptsächlich Kopfmenschen.

Erwägenswerte Ergänzungstherapien

- Manuelle Neurotherapie (Erklärung siehe Seite 146/147).
- Ernährungsumstellung.
- Bachblütentherapie.
- Bewegungstherapie nur dann, wenn der Patient das Gefühl hat, daß es ihm guttut, Spaß macht und nicht zum Streß ausartet. Für den Bauchmenschen ist Bewegung eher förderlich als für den Kopfmenschen, damit er Energie

»ablassen« kann, während der Kopfmensch meist mehr Energie braucht.

- Zahnärztliche Überprüfung und eventuell Behandlung.

Verdauungsbeschwerden

Auch hier lautet das übergeordnete Thema – wie bei Atembeschwerden – wieder »Ausgleich von Geben und Nehmen«. Übrigens scheinen alle Bauchmenschen – so meine bisherige Erfahrung, die Sie selbst überprüfen sollten – wesentlich schneller zu essen als die Kopfmenschen!

Mögliche geistige Ursachen

- Bei Verstopfung können wir davon ausgehen, daß wir Probleme haben, von uns aus abzugeben. Entweder halten wir grundsätzlich vom Ich her zu sehr fest (das sind oft Bauchmenschen, die unter hoher Spannung stehen). Oder der Körper signalisiert, daß wir nicht zuviel abgeben dürfen, weil wir sonst zuviel Energie verlieren (das betrifft mehr die Kopfmenschen).
- Bei Durchfall gibt uns der Körper einen Hinweis darauf, daß wir zu durchlässig sind, daß wir Lebenssubstanz nicht genügend »aufarbeiten« und verwerten.
- Magengeschwüre sind extreme Warnungen des Körpers darauf, daß der Mensch zu lange unter zu hoher Spannung steht, ohne diese Spannung als Teil eines lohnenden Ziels oder einer idealen Motivation zu erleben.

Erwägenswerte Ergänzungstherapien

- Ernährungsumstellung.
- Manuelle Neurotherapie (Erklärung siehe Seite 146/147).
- Pflanzenheilkunde.
- Bachblütentherapie.
- Zahnärztliche Überprüfung und eventuell Behandlung.

Augenprobleme

Die Augen sind einerseits ein Fenster nach draußen, über das wir Kontakt zur Außenwelt und zu den Mitmenschen aufnehmen, uns auf die Umwelt beziehen und unsere Energie nach außen schicken. Andererseits sind die Augen auch ein Fenster nach innen, über das wir Zugang zur Seele eines anderen Menschen gewinnen können. Als Probleme sind am weitesten verbreitet Kurzsichtigkeit sowie Altersweitsichtigkeit.

Mögliche geistige Ursachen

- Wenn wir uns zuviel mit der Außenwelt auseinandersetzen oder sich die Beziehungen zur Außenwelt für uns persönlich zu anstrengend gestalten, so kann sich das in Augenproblemen ausdrücken, in geschwächter oder getrübter Sehfähigkeit.
- Eine andere geistige Ursache für Augenprobleme kann darin liegen, daß der Mensch sich zu sehr nach innen wendet und seine Außenbezüge vernachlässigt; dann läßt die Sehfähigkeit ebenfalls nach.
- Weitsichtigkeit bedeutet für den Bauchmenschen, daß er sich zuwenig um die naheliegenden Anforderungen des äußeren Alltags kümmert, weil ihm der große Wurf der weiteren Zukunft sehr viel mehr Energierückfluß bringt.

Für den Kopfmenschen heißt Weitsichtigkeit, daß er seine (ohnehin geringere) Energie hauptsächlich auf die Gestaltung und Regelung der weiter vor ihm liegenden Zukunft richtet, und deshalb für das Naheliegende nicht mehr genug Kraft aufbringt.

- Kurzsichtigkeit weist bei Bauchmenschen darauf hin, daß sie sich überwiegend mit dem beschäftigen, was ihnen selbst ganz nahe ist und sie unmittelbar betrifft. Kurzsichtige Kopfmenschen haben sich bisher zu sehr in der Vielfalt der kleinen Dinge im Alltag verzettelt, so daß der Blick für das Wesentliche, das in größerer Entfernung liegt, geschwächt ist.
- Bei Kindern habe ich mehrfach festgestellt, daß sie fehlsichtig »werden«, weil sie gerne eine Brille tragen möchten!

Bei dieser Gelegenheit möchte ich noch einmal ausdrücklich betonen, daß es kein »gut« oder »schlecht« gibt, sondern daß der jeweilige Zustand Ausdruck einer individuellen Notwendigkeit im derzeitigen persönlichen Entwicklungsstadium ist. Je mehr wir uns anstrengen würden, uns anders zu verhalten oder abrupt anders zu werden, desto mehr Spannungen würden sich aufbauen – die eine angemessene natürliche Entwicklung eher verzögern als beschleunigen.

Erwägenswerte Ergänzungstherapien

- Natürliche Augentherapie und Augenübungen zur Wiedererlangung der ursprünglichen Sehfähigkeit (siehe Literaturhinweise am Ende dieses Buches und Adressen auf Seite 164).
- Manuelle Neurotherapie (siehe Seite 146/147).
- Bachblütentherapie.
- Zumindest kurzzeitige Besserung bringt oft Spazierengehen ohne Brille im Grünen, an der frischen Luft.
- Ebenfalls kurzzeitige Besserung kann Lichttherapie erzielen: ein bis zwei Minuten mit jedem Auge in grünes, nicht zu helles Licht schauen.
- Zahnärztliche Überprüfung und eventuell Behandlung.

Schmerz- und Angstzustände

Mögliche geistige Ursachen

- Schmerzen und Angst entstehen, wenn wir nicht genügend auf uns selbst achtgeben. Sie stellen Warnsignale dar, die wir unbedingt beachten sollten.
  Gerade in diesem Bereich macht es nur dann Sinn zu therapieren, wenn wir die wahren Ursachen für Schmerzen und Ängste herausgefunden haben, auch wenn das sehr lange dauern sollte.
- Sowohl Überforderung wie Unterforderung des eigenen Entwicklungstempos können zu Schmerzen oder Angst führen.
- Im »Normalfall« neigt der Bauchmensch eher dazu, Angst und Schmerzen beiseite zu schieben, sie nicht so ernst zu nehmen und lieber mit Tapetenwechsel darauf zu reagieren, dem Problem also aus dem Weg zu gehen.
  Der Kopfmensch verinnerlicht Angst und Schmerz und ist eher bereit, nach den Ursachen zu suchen; er nimmt sie aber auch häufiger als »gegeben« hin und entwickelt dann weniger Energie, sie wieder aufzulösen.

Erwägenswerte Ergänzungstherapien

- Manuelle Neurotherapie (Erklärung siehe Seite 146/147).
- Ernährungsumstellung.
- Bachblüten (vor allem aus der 1. Gruppe, Angst, und Rescue Remedy).
- Zahnärztliche Überprüfung und eventuell Behandlung.

Krebs

Krebs ist bekanntlich eine unkontrollierte und bösartige Wucherung von Gewebe, das sich ohne Rücksicht auf Organgrenzen ausbreitet und auch an voneinander weiter entfernt liegenden Stellen neue Krebsherde auslösen kann.

Mögliche geistige Ursachen

- Weitgehende Distanz zwischen Seele und Ichperson beziehungsweise einschneidender Verlust des Kontaktes zwischen Alltagsbewußtsein und den höheren seelischen Ebenen, so daß die grundlegende Ordnung des Menschen – also das natürliche und harmonische Zusammenwirken von Körper und Gefühlen, Vernunft und Geist, Persönlichkeit und Seele – tiefgreifend gestört und verletzt ist.
- Krebs ist sozusagen ein allerletztes, dringendes Warnsignal an die Person, eine neue Richtung auf ihrem Lebensweg einzuschlagen und sich entweder grundlegend zu verändern oder sich darauf einstellen zu müssen, daß dieser Lebenszyklus beendet wird.
- Der Bauchmensch muß lernen, Hilfe anzunehmen, seine eigene Unvollkommenheit zu akzeptieren und entsprechende gravierende Änderungen auch vorzunehmen; das zwingt

ihn dazu, Verstand und Vernunft mehr einzusetzen. Der Kopfmensch muß lernen, sich nicht nur um andere Menschen zu kümmern, sondern sich selbst für genügend wertvoll zu erachten, um seine Energie und Liebe für sich selbst fließen zu lassen; er sollte etwas für sich tun, das Leben genießen lernen, sich viel gönnen.

Erwägenswerte Ergänzungstherapien

- Wenn der Patient sich zu Chemotherapie und/oder Strahlentherapie hat entscheiden müssen, so ist es – natürlich nur in Absprache mit dem Arzt – häufig sinnvoll, begleitend etwas zur Stärkung der Widerstandskraft und des Immunsystems zu tun. Möglichkeiten dazu bieten die Pflanzenheilkunde sowie die Vitamin- und die Mineralstofftherapie. Das macht übrigens in aller Regel nur Sinn vor und nach der Chemo- beziehungsweise Strahlentherapie, nicht währenddessen.
- Ernährungsumstellung, vor allem auf Frischkost und Rohkost.
- Eventuell Misteltherapie.
- Bachblütentherapie.
- Zahnärztliche Überprüfung und eventuell Behandlung.

Gerade beim Thema Krebs spielen Familienkontakte eine wichtige Rolle. Prüfen Sie, ob die Partnerschaft ein psychosomatischer Mosaikstein und Faktor für die Krankheitsentwicklung ist – und verändern Sie gegebenenfalls etwas in Ihren Beziehungen, damit Sie wieder Lebensfreude und Lebenskraft spüren und entwickeln können.

Multiple Sklerose

Multiple Sklerose (MS) ist eine schubweise auftretende und meist fortschreitende Krankheit, die das zentrale Nervensystem angreift und zur teilweisen Degeneration des Organismus führt, bis hin zu vorübergehenden oder aber auch chronischen Lähmungserscheinungen.

Mögliche geistige Ursachen

- Die Bereitschaft und Fähigkeit zum lebendigen Austausch mit der Umwelt, zum Eingehen auf die Anforderungen des Lebens, sind geschwächt. Darin liegen die klare Botschaft und der nachdrückliche Auftrag, die eigene Einstellung zum Leben zu überprüfen, Ziele und Ideale neu zu definieren und sich bewußt dafür zu entscheiden, eigenverantwortlich Aufgaben zu erfüllen, aktiv und kreativ Anteil am realen Leben zu nehmen.
- Bauchmenschen müssen ein Zuviel an Spannungen abbauen, um beweglicher zu werden; Kopfmenschen müssen ihr Ich stabilisieren und dadurch mehr Spannung aufbauen.

Erwägenswerte Ergänzungstherapien

- Evers-Diät, das heißt unter anderem Vollwertkost und Rohkost mit gekeimtem Getreide (siehe auch den Adressenhinweis auf Seite 164).
- Manuelle Neurotherapie.
- Bachblütentherapie.
- Zahnärztliche Überprüfung und eventuell Behandlung (Erklärung siehe Seite 146/147).

Adressenhinweise

Lehrstätte für Reflexzonenarbeit am Fuß
Hanne Marquardt
D-78126 Königsfeld-Burgberg

Lehrstätte für manuelle Neurotherapie und
Nervenreflextherapie am Fuß
Brückstraße 64a
Walter Froneberg
D-41812 Erkelenz

Institut für angewandte Kinesiologie
Zasiusstraße 67
D-79102 Freiburg im Breisgau
(Kurse für »Natürlich besser Sehen«)

Informationen zur Evers-Diät:
Evers-Klinik
Lindenstraße 22
D-59846 Sundern

9

Energiearbeit und Arbeit an sich selbst: Das Potential von Veränderungen an Wendepunkten

Durch kinesiologische Tests können wir feststellen, daß bestimmte Gedanken den Energiefluß hemmen und uns schwächen. Denken Sie an den Armtest und die Reaktion, daß die Muskelspannung schwächer wird, wenn der Patient an eine negative Situation oder einen ihm unsympathischen Menschen auch nur denkt.

Auch ohne solche Tests nehmen wache, bewußt lebende Menschen wahr, daß ihre Lebenskraft und ihre Vitalität zu bestimmten Zeiten und unter gewissen Umständen schwächer, zu anderen Zeiten wieder stärker sind.

Wohlbefinden und Gesundheit hängen in einem hohen Maße davon ab, wie harmonisch und kraftvoll unsere Lebensenergie strömt. Und das wiederum hängt davon ab, welche Motivationen uns bewegen, ob wir Ziele und Ideale verfolgen und ob wir uns bewußt und voller Freude auf das Leben einlassen, wie es jetzt gerade ist. Wenn wir auch schwierige Herausforderungen als eine Chance ansehen, uns zu entwickeln, stärker zu werden und »mehr aus unserem Leben zu machen«, werden wir eine ganz andere Gesundheitsstabilität erreichen als derjenige, der voller Selbstzweifel und Sorgen ist und allen Möglichkeiten zur Entfaltung seiner Stärken ängstlich aus dem Wege geht.

Energiearbeit ist für mich die Einstimmung und der Dialog mit der Seele. Energiearbeit bedeutet demnach, offen zu werden für die Botschaften der Seele und dafür, ihr die Führung im Leben zu überlassen.

Wenn man keine Energiearbeit leistet und den Kontakt zur Seele vernachlässigt, führen selbst die besten

Heilmethoden und therapeutischen Verfahren nicht zur Gesundung. Wenn ein Patient in der physiotherapeutischen Praxis nicht zum Kontakt mit seiner Seele ermuntert wird (den Kopfmenschen muß man stärker dazu auffordern), nützt auch das schönste Muskeltraining nach einer langen Liegezeit oder die beste Übung zur aufrechten Haltung für Kinder mit Haltungsproblemen nichts – weil die betreffenden Muskelpartien noch gar nicht »freigeschaltet« sind.

Das erkläre ich meinen Patienten gern so: Auch beim Rasensprengen fließt nur wenig oder gar kein Wasser, wenn im Schlauch ein Knick ist oder etwas Schweres darauf liegt.

Krankheiten, vor allem schwere Leiden, sind wichtige Botschaften, die den Menschen auffordern, sein Augenmerk endlich auf die Notwendigkeit und Chance von Veränderungen zu richten. Solche Krankheiten signalisieren auf der körperlichen, nicht mehr übersehbaren Ebene, daß die betreffende Person an einem Wendepunkt in ihrem Leben angekommen ist. Da frühere, subtilere Signale offensichtlich übersehen oder verdrängt wurden, muß sich die Seele nun über massive körperliche Disharmonien bemerkbar machen.

Entscheidend ist, daß der Patient eine solche Seelenbotschaft nicht als ein lästiges, unwillkommenes oder gar rein zufälliges äußeres Ereignis ablehnt, das er so schnell wie möglich wieder von sich schieben will, sondern daß er sie als eine Möglichkeit begreift, einen wesentlichen Schritt nach vorn in seiner Persönlichkeitsentwicklung zu machen. Wir sollten Krankheit als Lernaufgabe und als vielleicht späte Chance annehmen, etwas zu lernen, was wir anders offenbar nicht lernen können (denn sonst hätten wir es ja schon getan).

Krankheit ist ein Zeichen dafür, daß der Fluß unserer Lebensenergie gestört ist und wir spätestens jetzt damit beginnen sollten, unsere Energien zu aktivieren und zu harmonisieren.

Fallbeispiele drastischer Veränderungen des inneren und äußeren Gleichgewichts

Anhand eines konkreten Fallbeispiels aus meiner Praxis möchte ich etwas detaillierter nachzeichnen, welche Stationen und Entwicklungen bei Gesundheit, Krankheit und Genesung eine Rolle spielen können.

Der Patient war ein Mann, etwa 68 Jahre alt, der vor seiner Pensionierung als kaufmännischer Angestellter tätig war. Wir steigen in seine »Krankengeschichte« mit Unterschenkelbeschwerden ein, die sich ein Jahr vor meiner ersten Begegnung mit ihm eingestellt hatten. Es handelte sich um Schmerzen, die bei längerem Spazierengehen auftraten; man nennt das auch »Schaufensterkrankheit«, weil davon betroffene Personen immer wieder innehalten und sich ausruhen müssen und das dann gern und zweckmäßig vor Schaufenstern tun. Der behandelnde Arzt stellte die Diagnose »arterielle Durchblutungsstörungen der Beine« (AVK) etwa seit seinem sechzigsten Lebensjahr (im Zusammenhang mit langjährigem Rauchen), dazu kam eine konstitutionelle Bindegewebsschwäche. Der Patient hatte jahrelang schon über ständig kalte Füße geklagt, ebenfalls ein sicheres Anzeichen für Durchblutungsstörungen.

Ich testete ihn kinesiologisch aus, um nähere Anhaltspunkte zu erhalten, auf welche Therapieform dieser Patient wohl am besten ansprechen würde. Wir fanden heraus, daß bestimmte physiotherapeutische Übungen, die im Einklang mit der Diagnose des Arztes standen, am geeignetsten wären; diese Übungen führten wir einige Wochen lang durch. Die Schmerzen wurden jedoch stärker, sowohl zu meiner wie zur Überraschung des Arztes und des Patienten selbst.

Auf den Wunsch des Patienten hin testete ich kinesiologisch, ob bestimmte harmlose Naturheilmittel die Schmerzen lindern könnten, weil wir die medizinisch verordneten Übungen ja nach wie vor durchführen wollten. Wir fanden tatsächlich einige pflanzliche Mittel, die dem Patienten immer wieder Schmerzlinderung brachten. Der Patient war jedesmal aufs neue überrascht, daß unscheinbare Naturheilmittel ohne offensichtliche Wirksubstanzen seine ganz konkreten Schmerzen entscheidend auflösen konnten.

Bei einem der nächsten Besuche beim Arzt untersuchte dieser den Patienten erneut und noch gründlicher. Er stellte zusätzlich zu seiner bisherigen Diagnose fest, daß drei »Aorten-Aneurysmen« vorlagen, das sind Ausbuchtungen der Gefäße. Daraufhin bekam der Patient umgehend einen Operationstermin. Bei der Operation wurde eine »Y-Passage« gelegt (Implantation einer Aorto-bifemoralen Y-Prothese); das ist eine künstliche Adernverzweigung vom Bauchraum aus, die die Versorgung der beiden Beine mit Blut sicherstellen soll.

Während der Operation kam es zur Schädigung einer Vene; danach ergab sich durch eine venöse Abflußbehinderung zusätzlich noch eine Beckenvenenthrombose.

Nach der Operation ging es dem Patienten dementsprechend schlecht; die Blutversorgung war jetzt zwar gewährleistet, neben großen Schmerzen bekam er aber auch Schwierigkeiten mit der Lunge und hatte Probleme zu atmen. Tagelang mußte er künstlich beatmet werden. Zusätzlich trat eine lang anhaltende Magen-Darm-Atonie auf. Schließlich mußte noch ein inzwischen ebenfalls diagnostizierter Prostatakrebs operativ entfernt werden.

Diese Zeit auf der Intensivstation war für den Patienten so schrecklich, daß er mehrfach bat, den Tubus zu entfernen. Er wollte damals lieber sterben, als die qualvolle Notversorgung noch länger ertragen. Das letzte, was seinen Lebenswillen noch aufrechterhielt, war seine Auffassung: »Nun habe ich doch die Operation und das Schlimmste schon überstanden, nun kann ich doch nicht einfach gehen und meine Familie und meine Frau im Stich lassen.«

Mit Wissen und Genehmigung der behandelnden Ärzte, die sich sehr offen zeigten, erfüllte ich den Wunsch des Patienten, ihn im Krankenhaus immer wieder aufzusuchen und ihn mit Naturheilmitteln weiter zu unterstützen, die wir aufgrund von kinesiologischen Tests ermittelten. Es gab in den schlimmsten Tagen eine Situation zu überstehen, in der er aufgrund der unerträglichen Schmerzen nicht mehr weitermachen wollte. Wir fanden dann doch ein Mittel, das ihm durch diese Talsohle hindurchhalf.

Am nächsten Tag legte das Testergebnis den Einsatz eines pflanzlichen Mittels nahe, von dem manche Therapeuten sagen, daß es dem Menschen helfe zu erkennen, ob er weiterleben oder lieber hinübergehen wolle. Daraufhin besprach ich ganz offen mit dem Patienten seine und meine Einstellung zum Tod, seine eigene Verantwortung und meine, falls ich ihm ein solches Mittel geben würde. Er entschied sich dafür, dieses Mittel zu »nehmen« – was in diesem Fall übrigens bedeutete, daß es nur auf die Stirn geträufelt wurde.

Unmittelbar danach begannen sich an den Gliedmaßen kleine Muskelzuckungen zu zeigen; der Patient wurde ruhiger, seine Gesichtszüge glätteten sich zunehmend. Am nächsten Tag begrüßte mich der Patient mit einer ganz frischen Energie und einem neuen Lebenswillen. Im Verlauf der nächsten Krankenhauswochen führten wir die Zusatzbehandlung, teilweise zweimal am Tag, weiter durch.

Dieser Patient hatte sich, wie so viele andere auch, unbewußt und doch sehr zielstrebig durch sein Verhalten über Jahre hinweg in eine lebensbedrohliche Lage manövriert, in der es nur noch die Entscheidung gab: »Trete ich jetzt aus diesem Leben ab, oder bleibe ich bewußt hier?« Er hatte sich eine Situation geschaffen, in der es von ihm selbst abhing, ob er sich an dieser Weggabelung seiner Entwicklung für ein irdisches Ende oder ein weiteres Leben entscheiden wollte.

Diese Entscheidung für das Leben – äußerlich betrachtet durch das Mitgefühl für seine Familie bestimmt und ausgelöst – brachte ihn – man könnte auch sagen, zwang ihn – dazu, nun nicht wieder in die alten Denkschablonen und Verhaltensmuster zurückzufallen, sondern eine echte, tiefgreifende Veränderung vorzunehmen. Für diesen Patienten sah und sieht die Veränderung so aus, daß er sich bewußt darum bemüht, offener und liebevoller zu sich selbst zu werden. Er hat eine verschüttete Sensibilität wiederentdeckt und ist fröhlicher geworden. Vor allem nimmt er mehr Rücksicht auf sich selbst, hört auf seine Bedürfnisse und gönnt seinen seelischen Bedürfnissen mehr Zuwendung.

Weil dieser Patient sozusagen schleichend sein inneres Gleichgewicht verloren hatte, geriet sein äußeres Gleichgewicht, sein gesundheitliches Befinden, in allerhöchste Unordnung. Erst durch die bewußte Entscheidung, wieder nach innen zu hören und ein neuerliches inneres Gleichgewicht aufzubauen beziehungsweise zum natürlichen inneren Gleichgewicht zurückzufinden, machte es ihm möglich, auch das äußere Gleichgewicht, die Harmonie des Körpers und sein gesundheitliches Wohlbefinden entscheidend zu verändern und zu verbessern.

Das hauptsächliche Krankheitssymptom, die Durchblutungsstörung und die Schmerzen beim längeren Gehen, haben sich wesentlich mehr verbessert, als die Ärzte zu hoffen gewagt hatten.

Bei einer Frau von Mitte Dreißig, verheiratete Mutter zweier Kinder, die stundenweise berufstätig war, ergab sich zu ihren wachsenden Beschwerden wie wechselnde Muskelschwächung und Taubheitsgefühle in den Extremitäten und am Rumpf außerdem die Diagnose MS, also multiple Sklerose.

Diese Frau hatte sich mit den geistigen Grundlagen des Lebens schon auseinandergesetzt. Sie war von einem Krankenhausaufenthalt, bei dem »nebenbei« die Diagnose multiple Sklerose gestellt wurde, so abgeschreckt von einer stationären MS-Behandlung und der zusätzlichen Aussicht auf laufende Cortisongaben, daß sie nach einem anderen Weg suchte.

Mit Billigung des behandelnden Arztes kam diese Frau in meine Praxis, um den tieferliegenden Ursachen für ihre Krankheit besser auf die Spur zu kommen. Wir stellten gemeinsam fest, daß diese Frau aus dem ihr möglichen Gleichgewicht im Verlauf der Jahre »herausgefallen« war.

Sie wurde unsicher, vernachlässigte die Liebe zu sich selbst, während sie ihre Energie anderen Menschen aktiv zuwandte, und entwickelte keine Vision eines klaren Lebensziels. Durch die Tests und die folgende Behandlung gewann die Patientin neuen Mut, sie fand zu einem stabileren inneren Gleichgewicht zurück, nahm sich selbst wichtiger, stärkte ihr Selbstwertgefühl, gönnte sich mehr Ruhe und entwickelte mehr Durchsetzungskraft für ihre Anliegen.

Sie akzeptierte die Krankheit als Ausdruck einer Entwicklungsaufgabe und erkannte, daß ein ständiges

Herumtherapieren zur damaligen Zeit nicht unbedingt den richtigen Weg für sie darstellte.

Durch die Bereitschaft zur inneren Veränderung gab sie sich selbst die Chance, auch ihren Körper wieder zu einem besseren Gleichgewicht zu bringen. Ihre Symptome wurden nicht nur »angehalten«, sondern sie befindet sich sogar auf dem Wege der Besserung – was bei MS-Patienten eine durchaus erstaunliche und nicht gerade übliche Entwicklung bedeutet.

Je ausgeglichener ihr inneres Gleichgewicht wird, desto mehr setzt sie sich positiv damit auseinander, nun auch schulmedizinische Therapien anzunehmen und durchzuführen.

Ein drittes und letztes Beispiel: Eine junge Frau kam mit der Diagnose »Tennisarm« in meine Praxis. Sie erwartete naturgemäß spezielle physiotherapeutische Behandlungen und Übungen, die sich auf den lädierten Ellenbogen richten sollten.

Zunächst führten wir jedoch kinesiologische Tests durch – damals hatte ich den Waagentest noch nicht entwickelt –, um näher an die möglichen inneren Ursachen heranzukommen. Gemeinsam fanden wir heraus, daß diese Frau immer noch sehr unter bestimmten Kindheitstraumata litt, die dafür verantwortlich waren, daß sie sich als Kind und Jugendliche nicht so entfalten konnte, wie es ihren Anlagen entsprochen hätte.

Das Auffinden und Nacharbeiten dieser Situation der Vergangenheit, das Anrühren der alten Schmerzen bewog die Frau, nun einen höheren Schulabschluß nachzuholen; inzwischen überlegt sie, ob sie ein Studium anschließt.

Die Bemühung, Ursachen für den Tennisarm herauszufinden, hatte uns beide zu der Erkenntnis gebracht, daß ihre Basis, ihr Selbstvertrauen, ihr inneres Gleichgewicht einer Stützung, Stimulierung und Aktivierung bedurfte. Wir stellten fest, daß sie »ihre Ellenbogen« (im übertragenen Sinn) nicht genug eingesetzt hatte. Sobald sich die Frau dazu aber entschlossen hatte, fand sie neue Energien, um entscheidende Weichenstellungen für ihren Lebensweg vorzunehmen und neue Herausforderungen zu meistern. Die Symptome des Tennisarms verschwanden übrigens wie nebenbei.

Solche drastischen Veränderungen scheinen Kopfmenschen leichter zu fallen als Bauchmenschen. Da Kopfmenschen von Haus aus eher über zuwenig Energie verfügen, ist für sie die Energiearbeit, die ich ihnen anbieten kann, wirksamer als für Bauchmenschen. Wenn Kopfmenschen Energien aktivieren, so ist der Unterschied im Vergleich zu ihrem üblichen Energieniveau um so frappierender und motivierender für eine auch geistig-seelische Veränderung.

Bei Bauchmenschen, die eher zuviel Energie haben, bewirkt eine solche Energiearbeit zwar einen momentanen Schub, aber keine nachhaltige Veränderung. Sie sind nämlich an immer neue Energieimpulse so gewöhnt, daß sie dadurch nicht ohne weiteres zu einer grundlegenden Überprüfung ihrer Lebenseinstellung und Lebensführung veranlaßt werden können. Verblüffend oft stößt Bauchmenschen bald nach der Energiearbeit irgend etwas von »außen« Kommendes zu – sie verstauchen sich den Fuß oder schlagen sich den Ellenbogen an auf der linken Körperseite. Das läßt mich vermuten, daß die Behandlung zwar das Gleichgewicht verändert hat, allerdings noch stärker in die bisherige dominante Richtung. Manchmal zwingt aber das Leben diese Menschen, zumindest zeitweise die andere, vernachlässigte Körperhälfte, die linke, stärker zu benutzen.

Ab und zu sehe ich mir Fußballspiele oder andere Sportereignisse im Fernsehen an. Dabei stelle ich fest, daß viele Spieler und Athleten immer wieder mit demselben Gelenk die alten Probleme haben. Oberflächlich betrachtet würde man das damit erklären, daß an diesem Gelenk eben eine hohe ständige Belastung vorliegt, was zu erklärlichen Verschleißerscheinungen führt. Mir scheint allerdings der Verdacht berechtigt, daß damit die Ursachen noch längst nicht gefunden sind. Hier liegt noch ein weites Feld vor allen Therapeuten und Patienten, um wirklich bleibende Gesundheit zu erlangen.

Wie man zum individuellen Gleichgewicht findet

Erwarten Sie bitte keine komplizierten Anweisungen oder Patentrezepte. Es ist – wie vieles im Bereich der Gesundheit und des Wohlbefindens – einfacher, als wir es uns selbst oft machen. »Weniger ist mehr!«

Um zu dem Ihnen derzeit angemessenen Gleichgewicht zu finden – oder darin zu bleiben –, können Sie sich einfach nach dem richten, was Ihnen Ihr Verstand oder Ihr Gefühl sagt. Die Kopfmenschen sollten auf die Stimme der Vernunft hören, die Bauchmenschen auf die Stimme der Empfindung.

Dieser Rat bezieht sich sowohl auf Ihre Einstellung zum Leben und Ihr Verhalten im Alltag als auch auf Ihre Entscheidungen, welche Therapeuten Sie im Krankheitsfalle aufsuchen, welche Heilweisen Sie annehmen und welche Medikamente für Sie richtig sind.

Kopfmenschen strengen sich oft sehr an, sie fühlen sich zuständig für das, was um sie herum existiert und geschieht – das ist für das Gleichgewicht des Kopfmenschen auch in Ordnung. Ein Problem entsteht, wenn der Kopfmensch seine angestrengte Anteilnahme an der Umwelt übertreibt und deshalb sich und seinen eigenen Bedürfnissen überhaupt keine Aufmerksamkeit mehr schenkt. Dann fällt er aus seinem individuellen Gleichgewicht heraus.

Der Bauchmensch strengt sich selten an, weil er sich von den Wogen überschäumender Energie getragen weiß; ein stetiger Überschuß an Energie ist für ihn das »Normalmaß« seines Gleichgewichts. Wenn er aber versucht ist, das Leben zu leicht zu nehmen und im Hochgefühl seiner Energie andere Menschen laufend zu überfahren oder zu unterdrücken, kippt sein Gleichgewicht um, weil seine Dominanz zu extrem wird. Die Seele zieht die »Notbremse« (zum Beispiel durch Krankheit) und fordert den Menschen auf, ein neues Gleichgewicht zu suchen.

Solange wir nicht wirklich überzeugt sein können, daß wir »falsch liegen«, ist es meiner Ansicht nach besser, sich auf jene Basis zu verlassen, mit der die Natur, Gott, das Leben – wie immer Sie wollen – uns ausgestattet hat. Wir sollten uns nicht nach den Denkschablonen, Verhaltensmustern und Therapiemodellen anderer Menschen richten, die uns als Persönlichkeit und als Seele im Regelfall noch gar nicht erkannt haben.

Warum es auch in Ordnung sein kann, so zu sein und zu bleiben, wie man ist!

Bevor wir hektisch nach immer neuen Behandlungsmethoden und Wundermitteln suchen, sollten wir uns zunächst einmal erlauben, zur Ruhe zu kommen und ganz still in uns hineinzuspüren, hineinzuhorchen, wie wir jetzt eigentlich sind. Was sind unsere Gedanken und Gefühle, wie sehen unsere Verhaltensweisen aus, wie agieren und reagieren wir im Alltag, welche körperlichen oder psychosomatischen Zustände erfahren wir, gibt es Beschwerden oder Leiden? Es gibt viele Fragen zu klären; geben wir uns also die Chance, uns selbst besser kennenzulernen.

Danach sollten wir uns die Zeit nehmen, in Ruhe und mit großer Ehrlichkeit und Einfühlung herauszufinden, was wir vom Leben eigentlich erwarten, wie wir gern leben würden, was wir uns erhoffen oder erträumen.

Erst und nur dann, wenn unser Ist-Zustand und unsere Ziele wirklich klar auseinanderklaffen oder sich widersprechen, gibt es einen Anlaß, über grundlegende Veränderungen nachzudenken. Dabei handelt es sich vor allem um Veränderungen in der Lebenseinstellung und erst in zweiter Linie um irgendwelche Heilmethoden.

Schließlich sollten wir uns daran erinnern, daß die Natur und Gott, aber auch unsere eigene Entwicklung im Verlauf der Zeit das Ihre tun, um uns von Disharmonie zur Harmonie zurückzuführen.

Manche Patienten sind regelrecht enttäuscht, wenn ich ihnen eröffne, daß es bei ihnen gar nichts zu behandeln gäbe. Nicht zu behandeln erfordert mehr »Mut« und Vertrauen in die natürliche Ordnung und die schöpferischen Selbstheilungskräfte, als geschäftig eine Methode nach der anderen, ein Medikament nach dem anderen auszuprobieren. Dennoch ist dieser Weg der Zurückhaltung von Therapeut und Therapie nach meiner persönlichen Erfahrung erstaunlich oft »erfolgreicher« als emsige Betriebsamkeit.

* * *

Eigentlich wollte ich eine ganz normale Krankengymnastin bleiben, aber die Bedürfnisse und Wünsche der Patienten und die Notwendigkeit, wirksame Heilweisen zu finden und zum Nutzen von Menschen anzuwenden, brachten mich auf einen Weg, auf dem ich das schulmedizinische Wissen mit anderen Therapieformen zu verbinden suche. Leitlinie ist für mich dabei immer der einzelne Patient mit seinen ganz individuellen Hoffnungen auf Hilfe und seinen Möglichkeiten zur eigenen Mitarbeit am Prozeß der Gesundung.

Diese wenig systematische Verbindung von immer

wieder anderen Heilweisen verhindert, daß ich in eine »Schublade« hineinpasse. Allerdings sehe ich darin einen Vorzug, keinen Nachteil. Denn so haben die Patienten nicht die vermeintliche Chance, sich einer Therapeutin mit bestimmten, festgelegten Systemen anzuvertrauen, sondern sie sind selbst gefordert, sich einzubringen, Energiearbeit zu betreiben und Kontakt mit ihrem seelischen Potential und ihren Selbstheilungskräften aufzunehmen.

Praktische Tips für Bauch- und Kopfmenschen

Immer wieder werde ich von Patienten um Tips und Hilfen gebeten, die ihnen Entscheidungen erleichtern sollen oder mit denen sie Verhaltensweisen überprüfen und verbessern können. Gerade bei Entscheidungen sind Menschen oft so verunsichert, daß sie sich am liebsten gar nicht entscheiden – aus Angst, etwas verkehrt zu machen. Meines Erachtens ist Bewegung im Leben jedoch günstiger als Stillstand. Das Leben ist durch Bewegung und Erneuerung gekennzeichnet, wie sie sich zum Beispiel auch im Stoffwechsel und in der Fortpflanzung ausdrücken. Ich meine, daß Menschen lieber eine Entscheidung treffen sollten, die sich vielleicht im Rückblick als »falsch« herausstellt, als sich gar nicht zu entscheiden. »Fehler« zu machen ist zutiefst menschlich! Wir können die Welt letztlich nur erfahren, indem wir uns fortbewegen und das Leben ausprobieren.

Neben diesen grundsätzlichen Überlegungen möchte ich Ihnen gern noch einige konkrete Anhaltspunkte für die beiden Haupttypen nennen. Die folgenden Tips haben sich in der täglichen Praxisarbeit als hilfreich bewährt.

Tips für den Kopfmenschen

- Öffnen Sie sich für Ihre Gefühle. Beginnen Sie häufiger mal einen Satz mit den Worten, »Ich fühle mich ...«, und spüren Sie genau, wie Sie sich dabei und damit fühlen.
- Akzeptieren Sie Ihre negativen Empfindungen. Sie gehören in bestimmten Zeiten auch zu Ihnen. Dadurch, daß man sie – um andere nicht zu belasten – unterdrückt oder wegschiebt, erreicht man nur für kurze Zeit etwas. Irgendwann tauchen diese Empfindungen wieder auf.
- Machen Sie nicht alle Sorgen anderer Menschen zu Ihren eigenen. Jeder hat die Kraft mitbekommen, seine Probleme weitestgehend selbst zu lösen. Sie sollten, wenn Sie um Hilfe gebeten werden, nicht unbedingt ablehnen, aber doch genau überlegen, wieviel Hilfe Sie geben können, ohne sich selbst dabei zu schädigen.
- Probieren Sie einmal aus, ob Sie ruhig dabeisitzen können, wenn andere arbeiten.
- Lassen Sie sich selbst häufiger verwöhnen und schlagen Sie Angebote dazu nicht aus fadenscheinigen Gründen oder unter einem Vorwand aus.
- Da Sie eher mehr Energie abgeben als zuwenig, sollten Sie auf natürliches und ausgeglichenes Essen besonders achten und möglichst viel Frischkost zu sich nehmen.
- Die Nahrung soll mit Genuß gegessen werden. Wenn Sie in Zeitnot sind, ist es möglicherweise

besser, eine Mahlzeit ausfallen zu lassen, als in noch mehr Streß zu kommen.

- Lassen Sie sich nicht von der Umwelt diktieren, was »man« macht. Sie setzen sich selbst schon genug unter Druck. Gehen Sie lieber ruhig einmal auf einen Streit ein.
- Sport ist eine gute Sache und in Maßen gesund. Für Sie sollte jedoch gelten: Wenn mir nicht danach ist, fällt der Sport aus!
- Wenn Sie krank sind, nehmen Sie die Krankheit ernst. Bleiben Sie lieber einen Tag länger im Bett oder zu Hause.
- Suchen Sie nicht immer alle Fehler bei sich selber. Kein Mensch ist unfehlbar – das gilt aber auch für die anderen!
- Lassen Sie ruhig ein wenig »Chaos« zu. Ihrem Ordnungssinn, der sehr stabil ist, wird das nichts anhaben. Oft wird eine optimale neue Ordnung erst aus Chaos geboren.
- Gönnen Sie sich Zeiten, in denen Sie sich zurückziehen von der Welt. Als Kopfmensch laufen Sie keine Gefahr, zu vereinsamen oder zum Einsiedler zu werden.
- Orientieren Sie sich nicht überwiegend an Menschen, denen es schlechter geht als Ihnen. Vielen anderen geht es besser!
- Nehmen Sie sich Zeit, positive Gefühle und angenehme Zeiten in Ihrem Leben auch wirklich zu genießen.
- Sie sollten Ihrem Gefühl in bezug auf Ihre eigene

Person vertrauen. Wenn die Signale, die Sie erhalten, noch nicht so deutlich sind, wie Sie gern möchten, dann gehen Sie davon aus: Das Gefühl muß sich noch entwickeln. Geben Sie Ihrem Gefühl häufiger die Möglichkeit zur Entwicklung. Bieten Sie ihm Dinge, die Spaß machen.

Tips für den Bauchmenschen

- Wenn etwas nicht ganz so läuft, wie Sie es sich vorstellen, sollten Sie überlegen, ob es an Ihrer Schnelligkeit liegt. Hängt es vielleicht damit zusammen, daß die anderen beteiligten Menschen nicht so schnell arbeiten, denken und handeln (können) wie Sie?
- Ziehen Sie sich nicht zu häufig in eine Traumwelt oder in Ihre Vorstellungen zurück. Sonst laufen Sie Gefahr, Realitäten und Wünsche nicht mehr auseinanderhalten zu können.
- Achten Sie bei Verletzungen oder Krankheiten darauf, ob sie vermehrt auf einer Seite auftreten. Ist die linke Seite häufig betroffen, so könnte es sich um Hilferufe des Gefühls handeln, bei der rechten Seite meldet sich der Verstand.
- Schieben Sie die Klärung wichtiger Angelegenheiten nicht zu lange vor sich her. Irgendwann müssen Sie sich sowieso für die eine oder andere Möglichkeit entscheiden.
- Verurteilen Sie unsere Ordnungssysteme nicht zu

stark. Es gibt Menschen, die Regelungen benötigen, um ihre Rechte zu wahren.

- Pünktlichkeit ist eine gute Sache, die immer verlangt, das Gefühl, das bei Ihnen sehr gut ausgeprägt ist, einmal weniger zu betonen und statt dessen dem Verstand den Vortritt zu geben.
- Denken Sie daran, daß alle Menschen einem bestimmten naturgegebenen Rhythmus unterliegen. Es muß Phasen der Aktivität geben, aber genauso auch Phasen der Ruhe!
- Sie sollten auf einen Ausgleich von Kopf- und Körperarbeit achten.
- Überprüfen Sie ab und zu Ihre Nahrung, vor allem wenn Sie ein »Genußmensch« sind, ob sie genügend Wert- und Nährstoffe enthält, zum Beispiel Vitamine, Mineralstoffe, Fermente, Ballaststoffe ...
- Sportliche Betätigung ist sehr sinnvoll für Sie. Mit Laufen, Schwimmen, Turnen und Gymnastik sorgen Sie über die körperliche Ebene dafür, daß sich Ihr Gleichgewicht wieder einpendelt. Außerdem können Sie durch Sport Ihre Beweglichkeit erhalten und wieder einmal richtig ins Schwitzen geraten.
- Überlegen Sie häufiger einmal, warum Sie diese oder jene Dinge tun. Ist der Verstand oder das Gefühl der Beweggrund, der Sie zu bestimmten Schritten veranlaßt?
- Beschäftigen Sie sich wenigstens hin und wieder mit den Wünschen und Bedürfnissen anderer Menschen. Es macht zwar nicht unbedingt Spaß, Dinge zu tun, die man nicht nachempfinden kann, aber

in und für eine Partnerschaft kann das manchmal sehr sinnvoll sein.

☛ Befassen Sie sich mehr mit Menschen und deren Gefühlen und Gedanken. Sie werden feststellen, daß viele ganz anders fühlen und denken als Sie.

Ich hoffe, daß Sie mit dem einen oder anderen Hinweis etwas anfangen können. Wenn Sie das Gefühl haben, daß Sie diese Tips nicht aufgreifen sollten, ist das natürlich auch in Ordnung. Es gibt sicher auch manche Menschen, für die diese Tips nicht (mehr) oder nicht mehr vollständig zutreffen, weil sie sich ein ganzes Stück zum Herzmenschen entwickelt haben.

10
Zur natürlichen Ordnung (zurück-)finden

Sie sind in Ordnung!

Wenn wir davon ausgehen, daß jeder Mensch sowohl seine Lebensziele wie die Wege dorthin in sich trägt, dann besteht die gemeinsame Aufgabe von Therapeut und Patient eigentlich nur darin, diese Informationen herauszufinden und ihnen zu folgen. Daß wir Menschen bereits über alles verfügen, was wir zum Leben brauchen, umschreibt das Neue Testament mit den Worten: »Denn sehet, das Reich Gottes ist in euch.« (*Lukas* 17,21)

Soweit ich feststellen konnte, glauben Bauchmenschen, die *Wege* zu ihren Zielen gut zu kennen. Kopfmenschen meinen, die *Ziele* besser zu kennen. Inzwischen gehe ich davon aus, daß die Wirklichkeit genau umgekehrt aussieht.

Ich meine, daß Bauchmenschen ihre Ziele sehr wohl, zumindest intuitiv, wahrnehmen, denn sie gehen zielstrebig darauf zu – sei es auch auf Wegen, die sich im nachhinein als Umwege erweisen mögen; immerhin verlieren sie ihre Ziele energetisch nie aus den Augen. Sie interessieren sich weniger für die Methoden, die zum Ziel führen, als für das, was sie erreichen wollen.

Kopfmenschen wissen nach meiner bisherigen Erfahrung in Wahrheit über ihre Wege besser Bescheid als über ihre Ziele. Sie setzen sich mit ihrem Lebensweg und mit Möglichkeiten, sich weiterzuentwickeln, bewußter auseinander, wobei sie das Ziel dann manchmal aus den Augen verlieren.

Der Kopfmensch stellt sich schon als Kind auf die Wege von Bauchmenschen ein – seien es die von Eltern, Geschwistern oder Freunden, die Bauchmenschen sind – und läßt sich durch diese Anpassung leicht auf Wege verleiten, die für ihn selbst vielleicht gar nicht angemessen sind. Über kurz oder lang stellt er Reibungsverluste und Kontroversen fest – auf einem Weg, der nicht wirklich der seine ist. Das zwingt ihn zur Erforschung, welches denn sein Weg sein sollte.

Bauchmenschen stellen sich oft auf die Ziele der Kopfmenschen ein und verlieren darüber den Blick auf ihre eigenen. Während sich die Bauchmenschen dabei eher unterfordern, geht es den Kopfmenschen anders, sie überfordern sich meist.

Früher oder später addieren und kumulieren sich die Fehlentwicklungen, die falschen Wege und fremden Ziele derart, daß der Mensch an einem Wendepunkt ankommt, an dem die Entscheidung, ob er in seine eigene, relative Mitte zurückfindet oder chronisch außerhalb des ihm potentiell möglichen Gleichgewichts verbleibt, von größter Bedeutung ist.

Der Zeitpunkt richtet sich oft nach dem Maß an Druck, den der Mensch in seiner Kindheit erfahren hat. Wenn ein Kind wenig Gelegenheit hatte, sich selbst zu entwickeln, dann kommen die Chancen von Wendepunkten eher früher im Leben. Wendepunkte werden meist von relativ einschneidenden Krankheiten, Unfällen oder Beschwerden angezeigt; seltener ergeben sich Wendepunkte ohne Leiderfahrung.

Je mehr Druck der Mensch als Kind erfahren hat – Druck, sich nach von den Eltern fixierten Mustern verhalten und entfalten zu müssen –, desto häufiger müssen wir damit rechnen, daß erst massive Krankheitserfahrungen die inzwischen gebildeten emotionalen Strukturen und »Panzer« aufbrechen und Botschaften der Seele signalisieren können.

Schon bevor wir an Wende- und Umkehrpunkte kommen, erleiden wir möglicherweise Krankheiten. Solange wir jedoch davon überzeugt sind, daß Weg (Kopfmensch) oder Ziel (Bauchmensch) richtig sind – obwohl es (noch) nicht unsere eigenen Wege und Ziele sind! –, können die Krankheiten (noch) nichts für die bewußte Fortentwicklung bewirken.

Irgendwann zieht die Seele dann die »Notbremse« und schickt eine Situation, Herausforderung oder eben Krankheit, die uns zwingt, uns mit dem Sinn unseres Lebens und mit der bewußten weiteren Lebensführung zu beschäftigen.

Je weiter wir uns aus der eigenen Mitte entfernt haben, um so weiter und länger gestaltet sich der Rückweg in das uns mögliche Gleichgewicht.

Wir haben es hier mit einem eigentümlichen Paradox zu tun: Alles, was bisher in unserem Leben geschehen ist, ist in Ordnung und war gut so! Denn die

Tatsache, daß es sich ereignet hat, ist der beste »Beweis« dafür, daß dieses Geschehen notwendig war. Jedoch haben wir es ab sofort in hohem Maße selbst in der Hand, was jetzt und später geschieht. Durch die Ausrichtung unserer Aufmerksamkeit und unseres bewußten Seins auf Entscheidungsmöglichkeiten gewinnen wir eine neue Freiheit, Gegenwart und Zukunft in einem Umfang zu gestalten, die es in bezug auf die Vergangenheit nicht mehr gibt.

Bei der Rückkehr in das Gleichgewicht konzentriert sich der Kopfmensch wieder auf seinen persönlichen Lebensweg, der Bauchmensch auf sein individuelles Lebensziel. Der Kopfmensch sollte sich dabei Zeit geben, seinen Körper besser kennenzulernen. Der Bauchmensch sollte seiner Begeisterung folgen, ohne überheblich zu werden.

Es ist also, anders gesagt, »in Ordnung«, wenn wir sehr lange gebraucht haben und durch mehrere Tiefs und viel Leiden gehen mußten, bis wir dort angekommen sind, wo wir heute stehen. Das heißt jedoch nicht, daß weitere Schritte ebenso lange dauern müßten. Vielmehr können wir unter Nutzung unseres Bewußtseins uns heute weitgehend frei entscheiden, ob wir neue Lektionen und neue Aufgaben in kürzerer Zeit lernen und erfüllen wollen, ohne daß wir dazu von schrillen Warnsignalen und ernsten Alarmbotschaften aufgefordert werden müssen.

An dieser Stelle ist vielleicht die Nachricht von Interesse, die kürzlich von amerikanischen Gehirnforschern veröffentlicht wurde. Nach Mitteilung dieser Wissenschaftler sind die »Schaltungen« des Gehirns, über das sich unser Bewußtsein und unsere Persönlichkeit ja hauptsächlich nach außen hin mitteilen und über das sie auch Informationen nach innen hineinnehmen, keineswegs ein für allemal festgelegt. Sie verändern sich statt dessen in dem Maße, wie wir neue Lebenserfahrungen zulassen!

Das scheint mir ein weiterer Hinweis darauf zu sein, daß es sowohl in Ordnung ist, wo und wie wir jetzt gerade sind, daß wir andererseits aber jederzeit praktisch unbegrenzte Entwicklungsmöglichkeiten besitzen, um uns nicht auf ein bisheriges Verhaltensmuster festlegen zu lassen. Jeder von uns kann jederzeit aus dem bisherigen persönlichen Gleichgewicht eines Bauch- oder Kopfmenschen in die neue Mitte eines Herzmenschen finden!

Sie sind also so in Ordnung, wie Sie hier und heute sind! Diese Einsicht bedeutet keine Einladung, stehenzubleiben oder in der Entwicklung zu stagnieren. Sie bildet jedoch ein sicheres Fundament, um Selbstvertrauen und Zuversicht in das Leben zu stärken und die weiteren Schritte nun bewußter, schöpferischer und mit mehr Liebe zu sich selbst und zur Schöpfung zu überlegen und zu unternehmen.

Gesundheit aus der Sicht der Seele

»Krankheit ist weder Grausamkeit noch Strafe,
sondern einzig und allein ein Korrektiv, ein Werkzeug,
dessen sich unsere eigene Seele bedient,
um uns auf unsere Fehler hinzuweisen,
um uns von größeren Irrtümern zurückzuhalten,
um uns daran zu hindern, mehr Schaden anzurichten,
und uns auf den Weg der Wahrheit und des Lichtes zu bringen,
von dem wir nie hätten abkommen sollen.«
Dr. EDWARD BACH

In meiner Krankengymnastikpraxis erlebe ich immer wieder, daß fünf bestimmte Affirmationen sehr hilfreich sind, um die Verbindung zwischen Seele, Persönlichkeit und Körper zu stärken und die Selbstheilungskräfte anzuregen. Diese Affirmationen stammen von JOHN DIAMOND (siehe Literaturhinweise im Anhang); sie lauten:

Ich liebe.
Ich glaube.
Ich vertraue.
Ich bin mutig.
Ich bin dankbar.

Für manche Leser/innen mag es überraschend klingen, es ist jedoch eine Erfahrungstatsache: Diese Affirmationen lösen nicht etwa einfach »schöne Gefühle« aus, sondern sie stabilisieren ganz konkret die Muskulatur. Sie können das selbst zu Hause ausprobieren, indem Sie sich vor und nach dem Gebrauch der Affirmationen kinesiologisch austesten.

Wenn man mit diesen Affirmationen eine Zeitlang arbeitet – zum Beispiel einige Wochen bis Monate, entweder mehrfach an jedem Tag oder nur einige wenige Male pro Woche, ganz nach dem individuellen Bedürfnis –, dann werden sich positive psychosomatische Wirkungen zeigen, ungeachtet dessen, ob man anfangs daran »glaubt« oder etwas mit den Sätzen »anfangen« kann oder nicht.

Der Bauchmensch beginnt damit, sich mit den Affirmationen zunächst selbst zu stabilisieren, und kann dann zu einer positiveren Einstellung gegenüber der Umwelt gelangen. Der Kopfmensch fängt bei der »Außenwelt« an, bei den Menschen, der Natur oder Gott, die er bewußter liebt, und stellt dann nach einiger Zeit fest, daß er sich inzwischen selbst auch mehr liebt.

Aus der Sicht der Seele hat Gesundheit noch andere Aspekte als die, die im Mittelpunkt dieses Buches stehen. Ich möchte auf diese Aspekte am Schluß wenigstens kurz hinweisen.

So wichtig die Gesundheit des Körpers ist, die Harmonie der Gefühle, die Klarheit des Verstandes – ohne die »Gesundheit der Seele« führen wir nur ein »flaches«, eindimensionales Leben. Die »Gesundheit der Seele« besteht darin, daß wir uns bewußt werden, nicht Körper, Gefühle und Gedanken zu *sein*, sondern zu *haben*. Wir sind nicht die Hand und die Finger, wir haben sie. Wir sind nicht unsere Gefühle – es sei denn, daß wir ganz »außer« uns sind –, sondern erleben Gefühle. Wir sind nicht Gedanken – es sei denn, wir werden fanatisch –, sondern wir entwickeln Gedanken. Wer oder was ist eigentlich das, was »dahinter«steht?

Geistig bewußt lebende Menschen erfahren, daß jeder Mensch seinem Wesen nach Bewußtsein, Selbst, göttlicher Funke oder eben unzerstörbare, ewige Seele ist. Diese Seele hat einen Ursprung und eine Heimstatt, an die sie nach der irdischen Lebenszeit zurückkehren kann. Heimat und Ziel sind dasselbe: die universelle Schöpferkraft, Gott.

Die Seele ist dann gesund, wenn sie sich ihrer eigenen Kraft, ihrer Quelle und ihres Ziels bewußt wird. Durch die Rückverbindung der Seele mit der unerschöpflichen und immer heilen und harmonischen Schöpferkraft gewinnt sie die Chance, diese Kraft aus der spirituellen Dimension auch in die Ebenen des geistigen, emotionalen und physischen Lebens fließen zu lassen. Die Rückverbindung kann über das erfolgen, was wir Innenschau, Kontemplation oder Meditation nennen.

Hierher gehört das bekannte Bibelwort:

»Was nützte es dem Menschen, wenn er die ganze Welt gewänne und nähme doch Schaden an seiner Seele.«

Nach dem Motto »Auf zu neuen Taten« bin ich davon überzeugt, daß in meinem Gebiet, im Bereich der Physiotherapie, aber auch in allen anderen medizinischen Gebieten sehr viel mehr für die ganzheitliche Gesundheit des Menschen zu erreichen ist, wenn wir uns mit der Existenz der Seele und ihrer wunderbaren Heilungskräfte intensiver befassen und diese bewußter nutzen.

Die neue Medizin wird wissenschaftlich-experimentelle und naturheilkundliche Wege sinnvoll miteinander verbinden. Sie wird Krankheit als Botschaft der Seele verstehen. Sie wird sich unter der Führung der höheren Weisheit der Seele genauso intensiv um die seelische, mentale und emotionale Gesundung kümmern wie um die körperliche.

Ich wünsche Ihnen von Herzen, daß Sie diesen Weg der ganzheitlichen Heilung erleben dürfen!

Anhang

Literaturhinweise

Dr. MAX BIRCHER-BENNER: *Ordnungsgesetze des Lebens.* Bircher-Benner Verlag, Bad Homburg 1989.

Dr. PAUL DENNISON: *Befreite Bahnen.* Verlag für angewandte Kinesiologie, 10. Aufl., Freiburg 1995.

THORWALD DETHLEFSEN, RÜDIGER DAHLKE: *Krankheit als Weg.* Bertelsmann Verlag, München 1988.

Dr. JOHN DIAMOND: *Der Körper lügt nicht.* Verlag für angewandte Kinesiologie, 11. Aufl., Freiburg 1994.

ders.: *Die heilende Kraft der Emotionen.* Verlag für angewandte Kinesiologie, 11. Aufl., Freiburg 1994.

CRIS EVATT: *Männer sind vom Mars – Frauen von der Venus.* Kabel Verlag, Hamburg 1994.

WALTER FRONEBERG, GERDA FABIAN: *Manuelle Neurotherapie.* Nervenreflextherapie am Fuß nach Walter Froneberg. Karl F. Haug Verlag, Heidelberg 1992.

HANNE MARQUARDT: *Reflexzonenarbeit am Fuß.* Karl. F. Haug Verlag, Heidelberg 1980.

JANET GOODRICH: *Natürlich besser sehen.* Verlag für angewandte Kinesiologie, Freiburg 1989.

Dr. med. M. O. BRUKER: *Unsere Nahrung – unser Schicksal.* EMU-Verlag, 23. Aufl., Lahnstein 1991.

WULFING VON ROHR: *Es steht geschrieben – Ist unser Leben Schicksal oder Zufall?* Ariston Verlag, Genf/ München 1994.

ders.: *Meditation – Kraft aus der Mitte.* Goldmann Verlag, München 1995.

ders.: *Wege zur Gesundheit.* Fischer Verlag, CH-Münsingen 1996.

ders., mit INGRID KRAAZ VON ROHR: *Bachblüten und spirituelle Heilung.* Knaur Verlag, München 1995.

ders., mit SUZAN H. WIEGEL: *Das Handbuch der Kahuna-Medizin.* Ariston Verlag, Kreuzlingen/München 1996.

RAJINDER SINGH: *Heilung durch Meditation.* Urania Verlag, CH-Neuhausen 1996.

Adressenhinweis

Die Autorin führt eine physiotherapeutische Praxis nördlich von Hamburg. Sie bietet neben Einzelsitzungen auch Familientherapie und Partnerberatung sowie Gruppenberatung und Gruppentherapie an. Weitere Anfragen bitte an

Gabriele Baudisch
Dorfstraße 21
D-22964 Steinburg 3 – Sprenge
Tel. (04534) 8005

Vordrucke zum Eintrag von Ergebnissen der Experimente

Bitte fotokopieren Sie sich diesen Vordruck, sooft Sie ihn verwenden wollen. Er soll dazu dienen, daß Sie entweder für sich selbst oder – falls Sie Behandler sind – für Ihre Patienten einen guten Überblick haben und behalten, wann welche Wiegeergebnisse erzielt wurden.

Die Wiegemethode in Kurzform zur Erinnerung:

- Stellen Sie sich barfuß oder mit Socken auf beide Waagen, so daß der linke Fuß auf der linken und der rechte auf der rechten Waage steht. Stellen Sie sich so hin, daß Sie das Gefühl haben, gerade zu stehen und beide Waagen gleichmäßig zu belasten. Achten Sie darauf, daß das Ablesefenster offen bleibt.
- Der Partner schaut nun auf die Ablesefenster und notiert, welches Gewicht die beiden Waagen anzeigen.

Name, Ort, Datum

. . . .

Basismessung

Gewicht linke Waage/linker Fuß: . . . . kg
(gemessen ohne Testmittel)

Gewicht rechte Waage/rechter Fuß: . . . . kg
(gemessen ohne Testmittel)

Zusatzmessungen

Testmittel: . . . .

Gewicht linke Waage/linker Fuß: . . . . kg
(gemessen mit Testmittel)

Gewicht rechte Waage/rechter Fuß: . . . . kg
(gemessen mit Testmittel)

Testmittel: . . . .

Gewicht linke Waage/linker Fuß: . . . . kg
(gemessen mit Testmittel)

Gewicht rechte Waage/rechter Fuß: . . . . kg
(gemessen mit Testmittel)

Testmittel: ....

Gewicht linke Waage/linker Fuß: .... kg
(gemessen mit Testmittel)

Gewicht rechte Waage/rechter Fuß: .... kg
(gemessen mit Testmittel)

Hinweis

Ein hochwertiges elektronisches Spezialgerät ist die von der Firma *Soehnle*-Waagen GmbH & Co., D-71535 Murrhardt, entwickelte *Orthopädische Bilanzwaage,* die Spezialisten (Orthopäden) zur Überprüfung der gleichmäßigen Trittbelastung bei der Untersuchung ihrer Patienten dient.

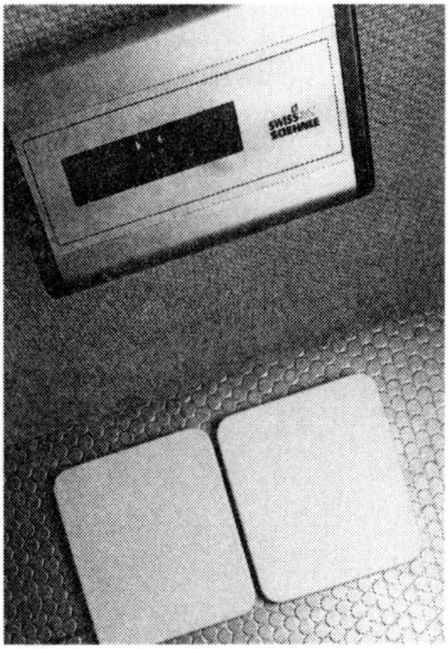

Ermittlung von Bauch- und Kopfmensch-Merkmalen

Machen Sie jeweils dort ein Kreuz oder einen Punkt, wo ein Merkmal für Sie zutrifft. (Weitere Erklärungen siehe Seite 99 f.)

Merkmale	stark	mittel	aus-gewogen	mittel	stark	Merkmale
Extrovertiert						Introvertiert
Starkes Ich						Schwaches Ich
Ungeduldig						Geduldig
Viel Energie						Wenig Energie
Impulsiv						Bedacht
Selbstsicher						Zweifelnd
Hohe Spannung						Geringe Spannung
Erneuernd						Bewahrend
Beeinflussend						Beeinflußbar
Aufbau						Festigung
Gefühls-entscheidungen						Vernunft-entscheidungen
Willensstark						Willensschwach
Risikofreudig						Auf Sicherheit bedacht
Widerstand						Anpassung
Kontroll-bedürfnis						Vertrauens-seligkeit
Leichtigkeit						Anstrengung
Chaostoleranz						Ordnungsliebe
Geringes Schlafbedürfnis						Hohes Schlafbedürfnis
Bereitschaft zu geben						Fähigkeit anzunehmen
Führungs-anspruch						Gemeinschafts-sinn

FÜR GESUNDHEIT UND WOHLBEFINDEN

DER GESUNDHEIT AUF DER SPUR
DIE MIKRO-NÄHRSTOFFE DER ORTHOMOLEKULARMEDIZIN

Von Dr. med. Michael Wiedemann

Es sind rund 80 körpereigene Substanzen, mit denen die neue Medizin arbeitet: Vitamine, Mineralstoffe, Spurenelemente, Amino- und Fettsäuren. Sie zeitigen keine Nebenwirkungen. Entscheidend ist das Gleichgewicht dieser Stoffe im Körper, die üblicherweise durch richtige Ernährung zugeführt werden. Fehlen wichtige Nährstoffe, sind Beigaben notwendig. Dieses vom Wegbereiter der Orthomolekularmedizin, dem zweifachen Nobelpreisträger Prof. Linus Pauling, eingeleitete Buch eines ärztlichen Experten, der ein namhaftes Sanatorium leitet, gibt Ihnen Auskunft, was Sie als Gesunder zur Krankheitsvorbeugung tun müssen und was ein orthomolekular behandelnder Arzt für einen Kranken tun kann. Die Orthomolekularmedizin beseitigt die Ursachen und nicht nur die Krankheitssymptome. 224 Seiten, geb., ISBN 3-7205-1543-5.

DAS HANDBUCH GANZHEITLICHER SELBSTHEILUNG
HANDGRIFFE DES MEDIZINISCHEN TAO-SYSTEMS

Von Dr. med. Stephen T. Chang

Dieses Buch (Besteller in den USA und Frankreich) stammt von einem Arzt, der in China und in den USA in Medizin promoviert hat. Die in seiner Praxis bewährten Revitalisierungsübungen heilen den Organismus und führen ihm Energie zu. Es gibt z. B. Übungen zur Schmerzlinderung, zur Aktivierung der Leberfunktion, zur Gewichtsabnahme, zur Stärkung der Sehkraft und des Herzens. Diese Übungen taoistischer Selbstheilung sind anhand von 100 Abbildungen mühelos anzuwenden und problemlos im Alltag durchzuführen. 280 Seiten, 100 Abb., geb., ISBN 3-7205-1599-0.

GEHEN IST BESSER ALS FASTEN – WALKING
AUF EIGENEN FÜSSEN ZU SCHLANKHEIT UND FITNESS

Von Les Snowdon und Maggie Humphreys

Fit und schlank mit dem neuen Walking-Programm: Als unsere natürliche Bewegungsart kann Gehen mühelos zu einer Lebensgewohnheit werden, die Fett und Streß abbaut und Körper, Stoffwechsel, Herz und Kreislauf fit erhält. Walking, das heißt flottes, zügiges Gehen, wie es dieses 30-Tage-Programm – verbunden mit gesunden Ernährungstips – nahebringt, erfordert weder besonderen Zeitaufwand noch eine besondere Ausrüstung. Auf dem Weg zur Arbeit, zum Einkauf, nach Hause, um den Block – immer ist Gelegenheit für die »Walking-Gesundheitsdiät«, die uns nicht nur gesund erhält, sondern auch schlank macht. 220 Seiten, 20 Abbildungen, geb., ISBN 3-7205-1755-1.

DIESE FASZINIERENDEN BÜCHER ERHALTEN SIE IM BUCHHANDEL

Ein umfangreiches, farbiges Bücher-Magazin mit sämtlichen Titeln unseres auf Medizin, angewandte Psychologie und Esoterik spezialisierten Verlagsprogramms können Sie gratis anfordern bei

ARISTON VERLAG · KREUZLINGEN/MÜNCHEN

CH-8280 KREUZLINGEN · HAUPTSTRASSE 14 · TEL. 072/727218 · FAX 072/727219
D-81379 MÜNCHEN · BOSCHETSRIEDER STRASSE 12 · TEL. 089/7241034